# Schriftenreihe Neurologie — Neurology Series

## 13

*Herausgeber*

H. J. Bauer, Göttingen · H. Gänshirt, Heidelberg · P. Vogel, Heidelberg

*Beirat*

H. Caspers, Münster · H. Hager, Gießen · M. Mumenthaler, Bern
A. Pentschew, Baltimore · G. Pilleri, Bern · G. Quadbeck, Heidelberg
F. Seitelberger, Wien · W. Tönnis, Köln

Stefan Kunze

# Die zentrale Ventrikulographie mit wasserlöslichen, resorbierbaren Kontrastmitteln

Mit 24 Abbildungen in 40 Teilfiguren

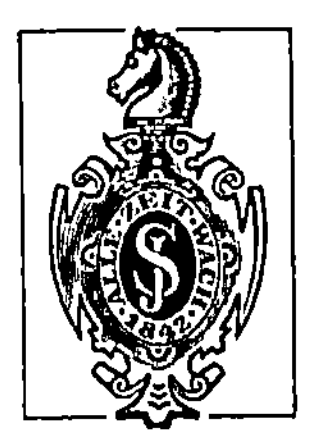

Springer-Verlag Berlin · Heidelberg · New York 1974

Dr. med. STEFAN KUNZE
Privatdozent für Neurochirurgie
Oberarzt der Neurochirurgischen Universitätsklinik Erlangen

Aus der Neurochirurgischen Klinik der Universität Erlangen-Nürnberg
Direktor Prof. Dr. W. SCHIEFER

ISBN-13: 978-3-540-06782-5    e-ISBN-13: 978-3-642-95262-3
DOI: 10.1007/ 978-3-642-95262-3

# Inhalt


    I. Einleitung     1

   II. Gefahren der positiven Kontrastmittel     6

      A. Ölige Kontrastmittel     6

      B. Wasserlösliche, resorbierbare Kontrastmittel     9

 III. Tierexperimentelle Untersuchungen     12

      A. Versuchsanordnung und experimentelle Technik     12

      B. Ergebnisse     17

      C. Besprechung der Ergebnisse     21

   IV. Indikationen zur Ventrikulographie mit positiven Kontrastmitteln     23

    V. Technik der zentralen Ventrikulographie mit positiven
Kontrastmitteln     26

   VI. Das normale Ventrikulogramm mit positiven Kontrastmitteln     3o

      A. Anatomie     3o

      B. Ventrikulographische Darstellung     31

  VII. Pathologische Befunde     35

      A. Mediale Kleinhirntumoren     37

      B. Laterale Kleinhirntumoren     39

      C. Tumoren des 4. Ventrikels     41

      D. Verschluß am Ausgang des 4. Ventrikels     42

      E. Ponstumoren     45

      F. Kleinhirnbrückenwinkeltumoren     48

      G. Aquäduktstenose     49

      H. Tumoren im Bereich des hinteren Teiles des 3. Ventrikels     52

      I. Supraselläre Tumoren     55

VIII. Klinische Ergebnisse          58

  IX. Schlußfolgerungen          61

   X. Summary          63

Literatur          65

Sachverzeichnis          73

# I. Einleitung

Die röntgenologische Darstellung der Hirnkammern des Menschen geht
auf WALTER DANDY (1918) zurück, der in Vorversuchen zunächst verschiedene röntgenkontrastgebende Substanzen in die Ventrikel von
Hunden injizierte. Die verwendeten Kontrastmittel (Thorium, Kalium-
jodid, Kollargol, Argyrol, Wismutsublimat und -bicarbonat) erfüllten
die von ihm aufgestellten Kriterien "rapid absorption and excretion
without irritation or toxicity" jedoch nicht. Als bestverträgliches
Kontrastmittel erwies sich schließlich Luft, so daß DANDY 1918 die
Luftventrikulographie und 1919 die Pneumencephalographie inaugurierte.
Ohne Kenntnis dieser Arbeiten wurde um 192o in Deutschland von
BINGEL die Pneumencephalographie zur röntgenographischen Darstellung
des Gehirns eingeführt.

Von Anfang an hafteten der Luft als Kontrastmittel jedoch bestimmte
Mängel an. Durch die Einführung von Luft in das Liquorsystem kommt
es zwangsläufig zu einer Änderung der intrakraniellen Druckverhält-
nisse und der Liquorbewegung. Besonders beim Vorliegen eines raumfordernden Prozesses werden diese Druckschwankungen häufig nicht
kompensiert, und es kommt zu Massenverschiebungen des Gehirns, die
unter Umständen zu einer Einklemmung im Tentoriumschlitz oder Hinterhauptsloch führen. Es kann durch die plötzlichen Druckschwankungen
auch zur Ruptur von Blutgefäßen im Tumor oder der Ventrikelwand und
damit zur tödlichen Blutung kommen (127). So ist die relativ hohe
Letalität, die die Luftventrikulographie auch heute noch zur gefähr-
lichsten neurochirurgischen Untersuchungsmethode macht, zu erklären.

PFARR (1967) fand bei einer Zusammenstellung von 512 Luftventrikulo-
graphien bei Patienten mit einem raumfordernden intrakraniellen
Prozeß eine Letalität von 7-13%, durchschnittlich 9%. Ganz ähnliche
Zahlen finden sich bei ALBRECHT (1956), der bei insgesamt 241 Ventrikulographien eine Letalität von 8,3% und eine bedeutende Verschlechterung des Zustandes bei 17,4% der Patienten mit Hirntumor fest-
stellte (s. auch (127)). Besonders beim Vorliegen einer starken Erweiterung der Hirnkammern sind Zwischenfälle nach der Luftventrikulographie zu befürchten. MARTINI und TAVERAS (1963) fanden bei einer
Gruppe von 55 Patienten mit extremer Ventrikelerweiterung 15 Todesfälle (27,4%), während in einer Kontrollgruppe von 55 Kranken mit
leichtem Hydrocephalus nur 6 nach der Ventrikulographie starben (1o,9%).
Die direkten Schäden durch die erforderliche Hirnpunktion selbst treten demgegenüber an Bedeutung weit zurück. Nur relativ selten kommt
es zu Blutungen, Infektionen oder Divertikeln der Seitenventrikel
im Bereich des Stichkanals (148, 56, 74).

Wegen der vergleichsweise hohen Letalität der Luftventrikulographie
hat es nicht an Versuchen gefehlt, sie durch andere, ungefährlichere
Untersuchungsmethoden zu ersetzen. Die Vertebralisangiographie hat
jedoch bis heute lediglich für die Diagnostik von Gefäßmißbildungen
oder den Nachweis einer pathologischen "Tumoranfärbung" größere Bedeutung erlangt. Für eine genaue Lagebestimmung der übrigen Tumoren
des Mittel- und Kleinhirns ist eine Kontrastdarstellung von Aquädukt
und 4. Ventrikel unentbehrlich. Besonders von neurologischer und
radiologischer Seite wurde nach Modifizierung der Pneumencephalographie (Verwendung kleiner Luftmengen bei geringer Liquorentnahme bzw.
Überdruckfüllung) dieses Verfahren auch bei Verdacht auf einen Tumor
in der hinteren Schädelgrube und Vorliegen einer Stauungspapille angewendet (42, 9, 24, 9o). Die Letalität ist bei dieser Methode nach
verschiedenen Angaben in der Literatur deutlich niedriger als bei
der Ventrikulographie. ALBRECHT (1956) berichtete unter 3o2 Encephalo-
graphien bei Patienten mit Großhirn- oder Kleinhirntumoren über einen
Todesfall (o,3%); nur bei 1o Patienten (3,3%) kam es zu einer deut-
lichen Verschlechterung des Zustandes. Die meisten Neurochirurgen
sind aber auch heute der Ansicht, daß man bei Kranken mit einer höher-
gradigen intrakraniellen Drucksteigerung die Gefahr einer Einklemmung
nach einer Encephalographie nicht unterschätzen sollte. Auch bei
Verwendung einer dünnen Nadel zur Lumbalpunktion ist im Anschluß an
die Untersuchung mit einem Absickern von Liquor in den epiduralen
Raum zu rechnen (sog. Stichlochdrainage). Der so entstehende Liquor-
unterdruck im Spinalkanal begünstigt eine Einklemmung im Hinterhauptsloch.

Weiterhin gelingt es bei Tumoren der hinteren Schädelgrube auch mit
Hilfe der fraktionierten Pneumencephalographie häufig nicht, eine
Ventrikelfüllung zu erzielen. Von DAVIDOFF und EPSTEIN (195o) stammt
eine Zusammenstellung über die pneumencephalographischen Befunde bei
56 Patienten mit raumfordernden Prozessen der hinteren Schädelgrube.
Eine gute Darstellung des Aquäduktes gelang in 35 Fällen (etwa 6o%),
der 4. Ventrikel war nur in 24 Fällen (etwa 4o%) röntgenologisch
sichtbar. CASTORINA und SEVERINI (1957) untersuchten 35 Kranke mit
Tumoren der hinteren Schädelgrube pneumencephalographisch. In 15
Fällen konnte eine Füllung des Ventrikelsystems nicht erzielt werden.
Über ähnliche Mißerfolge berichteten 1953 FALK (45%) und 1954
RUGGIERO (65%). Faßt man diese Ergebnisse zusammen, so ergibt sich,
daß beim Vorliegen eines Tumors in der hinteren Schädelgrube fast in
jedem 2. Fall die pneumencephalographische Darstellung von Aquädukt
bzw. 4. Ventrikel nicht gelingt. Auch die operative Luftventrikulographie bringt in diesen Fällen kaum bessere Ergebnisse. Bei 26 der
oben erwähnten 35 pneumencephalographisch untersuchten Patienten
von CASTORINA und SEVERINI (1957) wurde außerdem eine Luftventrikulographie vorgenommen. In 15 Fällen kam es dabei zu keiner Darstellung
der entscheidenden caudalen Ventrikelabschnitte.

Wegen der Gefahren der Luftventrikulographie und der besonders bei
Kleinhirntumoren unbefriedigenden Befunde durch die Pneumencephalographie, hat man schon frühzeitig versucht, ein positives Röntgenkontrastmittel zu finden, das ohne Schaden in die Hirnkammern eingebracht werden konnte.

Die erste Publikation über die Ventrikeldarstellung mit einem positiven Kontrastmittel stammt von SICARD und FORESTIER (1923). Sie

injizierten *Lipiodol* (jodiertes Mohnöl) in die Seitenventrikel und
beobachteten die Passage des Kontrastmittels in den Spinalkanal
ohne schädigenden Effekt. Auch von JAKOBÄUS und NORD (1924) wurde
über die intraventriculäre Injektion von Lipiodol berichtet, sie
benutzten das Kontrastmittel aber vor allem zur direkten röntgenologischen Darstellung cystischer Hirntumoren nach vorangegangener
Punktion. BALADO (1928 und 1935) verwendete Lipiodol in größerem
Umfang zur Ventrikulographie und konnte 1935 über Erfahrungen mit
der Darstellung des 3. Ventrikels, Aquäduktes und 4. Ventrikels bei
einer größeren Anzahl Patienten berichten. Er fand das Lipiodol den
negativen Kontrastmitteln überlegen und ohne schädigende Nebenwirkungen. LYSHOLM dagegen, der 1935 seine Befunde bei 114 Lipiodol-
Ventrikulographien veröffentliche, warnte vor Nebenwirkungen, besonders vor Ependymschäden, die dann auftreten, wenn das Kontrastmittel längere Zeit im Ventrikel verbleibt. In den folgenden Jahren
wurde das Lipiodol in größerem Umfang noch in Lateinamerika angewendet, so daß De PARDAL 1958 über 128o Lipiodol-Ventrikulographien
berichten konnte.

Auf der Suche nach einem besser veträglichen Kontrastmittel führten
RADOVICI und MELLER 1932 - nach vorangegangenen Tierversuchen - das
*Thorotrast* (Thoriumdioxyd) zur Ventrikulographie ein, 1933 beschrieben
SCHOENFIELD und FREEMAN die Thorotrast-Ventrikulographie vor der
Harvey Cushing Society. Schon nach wenigen Jahren der Anwendung
wurden jedoch schwere Thorotrastschädigungen des Ependyms und der
Leptomeningen beobachtet (3, 149, 7o), so daß dieses Kontrastmittel
noch vor Bekanntwerden seiner möglichen kanzerogenen Wirkung für die
Ventrikulographie keine Bedeutung mehr hatte.

Im Jahre 1944 gaben STEINHAUSEN et al. das *Pantopaque* (Ethyliodophenylundecylat) zur röntgenologischen Darstellung des Spinalkanals
an. Zur Ventrikulographie benutzte BULL dieses Kontrastmittel seit
1946 und konnte 195o über seine Erfahrungen bei 8o Patienten berichten. Er wollte das positive Kontrastmittel jedoch für besondere
Fälle reserviert wissen, in denen mit Luft keine endgültige Klärung
der Diagnose möglich war. In den folgenden Jahren erschienen aus
verschiedenen Kliniken Berichte über günstige Ergebnisse bei Verwendung von Pantopaque oder ähnlichen Jodesterverbindungen, wie Myodil,
Etiodan sowie von Duroliopaque (65, 51, 124, 5o, 1o6, 13, 86). Von
JEFFERSON und OCCLESHAW (196o) wurden anhand von 67 Myodil-Ventrikulo-

grammen die diagnostischen Einzelheiten bei den verschiedenen pathologischen Prozessen im Bereich der hinteren Schädelgrube beschrieben. Sie wiesen außerdem auf die Möglichkeit hin, eine Einklemmung der Kleinhirntonsillen im Hinterhauptsloch mittels Myodil-Ventrikulographie zu erkennen.

Eine wesentliche technische Verbesserung stellte die von AZAMBUJA et al. (1956) unter der Bezeichnung *"Central ventriculography"* beschriebene Methode der *selektiven Katheterisierung* des 3. Ventrikels dar. Über den durch ein frontales Bohrloch zunächst in den Seitenventrikel und von dort über das Foramen Monroi in den 3. Ventrikel geleiteten Katheter injizierte AZAMBUJA Luft direkt in den 3. Ventrikel, um so eine isolierte röntgenologische Abbildung der medianen Hirnkammerabschnitte zu erreichen. SEDZIMIR und IWAN (1942) sowie NADJMI und SCHALTENBRAND (1963) stellten nach direkter Katheterisierung den 3. Ventrikel gezielt mit Pantopaque vor stereotaktischen Eingriffen dar. Schon bald darauf erschienen erste Berichte über diagnostische Ergebnisse mit diesem Verfahren bei Patienten mit raumfordernden infratentoriellen Prozessen (6, 156, 164). Als Vorteil wurde von den Autoren herausgestellt, daß sich, besonders bei Geschwülsten im Bereich des 4. Ventrikels, genaue Einzelheiten, zum Beispiel über die Beziehung zur Rautengrube, erkennen ließen. Mit Hilfe von Serienaufnahmen nach Instillation des Kontrastmittels in den 3. Ventrikel konnte GEILE (1969) alle Phasen der Kontrastmittelpassage durch die medialen Hirnkammerabschnitte sowie deren Form- und Lageveränderungen sehr exakt beurteilen.

Um mit einer relativ geringen Menge Kontrastmittel (2 ml Pantopaque) auch die Seitenventrikel röntgenologisch darstellen zu können, stellte PORTERA (1964) aus dem bei der Ventrikelpunktion entnommenen Liquor und dem Kontrastmittel eine Emulsion her, die über einen Katheter in den Seitenventrikel injiziert wurde (s. auch (26, 21)). Diese *Pan-Ventrikulographie* mit einem positiven Kontrastmittel hat jedoch keine weitere Verbreitung gefunden und bietet gegenüber der Luftdarstellung der Seitenventrikel kaum Vorteile.

Allen bisher verwendeten positiven Kontrastmitteln haftete der große Nachteil an, daß sie aus dem Ventrikelsystem bzw. dem Spinalkanal nicht resorbiert werden konnten. Auch die von verschiedenen Autoren (s. u.a. (167, 38)) angegebenen Methoden zur Entfernung der Jod-

esterverbindungen aus dem Liquorraum führten nicht immer zum Ziel.
Es ist deshalb weiterhin versucht worden, ein *wasserlösliches* und
damit *resorbierbares Kontrastmittel* zu finden, das ohne schädlichen
Nebeneffekt in die Ventrikel injiziert werden konnte. Die entschei-
denden experimentellen Untersuchungen haben CAMPBELL (1964), HEIM-
BURGER (1966) und ihre Mitarbeiter in Indianapolis durchgeführt.
Nach intracisternaler Injektion verschiedener Kontrastmittel bei
Hunden erwies sich das *Conray* (Methylglucaminiothalamat) als am
besten verträglich. Ermutigt durch die günstigen tierexperimentellen
Ergebnisse hat HEIMBURGER 1962 erstmals eine Ventrikulographie mit
Conray 6o vorgenommen, über die er 1964 zusammen mit CAMPBELL et al.
berichtete. Zu diesem Zeitpunkt hatte er mit diesem Kontrastmittel
bereits 5o Ventrikulographien vor stereotaktischen Eingriffen und
37 Ventrikeldarstellungen bei verschiedenen raumfordernden intrakraniellen Prozessen durchgeführt. Die Komplikationen waren dabei
relativ geringfügig, am häufigsten kam es zu Brechreiz und Erbrechen.
Bei zwei Patienten traten Krampfanfälle auf, jedoch war das Kontrastmittel dabei in einem Falle in die große Cisterne, im anderen Fall
in den Interhemisphärenspalt injiziert worden und damit direkt in
den Subarachnoidalraum und in Berührung mit der Hirnrinde gelangt.

Auf der Suche nach weiteren, möglichst besser verträglichen resorbierbaren Kontrastmitteln wurde in jüngster Zeit eine neue Substanz
entwickelt. Es handelt sich um ein *Dimer des Conray 6o* (Methylglucaminiocarmat), das in Frankreich, Belgien und England zur lumbalen Myelographie und teilweise auch zur Ventrikulographie verwendet
wurde (54, 57). Aufgrund dieser ersten Mitteilungen war zu erwarten,
daß diese Substanz bei intraventriculärer Anwendung besser verträglich sein würde als das Conray 6o, da insbesondere die epileptogene
Wirkung im Tierversuch (intracerebrale Injektion bei der Ratte)
deutlich geringer war (54).

# II. Gefahren der positiven Kontrastmittel

## A. Ölige Kontrastmittel

Die zunächst zur Darstellung der Liquorräume verwendeten jodierten
Öle (Lipiodol und Jodipin) sind heute weitgehend von den Jodester-
präparaten verdrängt worden. Es soll deshalb nur kurz auf sie eingegangen werden. Lipiodol ist jodiertes Mohnöl mit einem Jodgehalt
von 40%. Jodipin enthält als Trägersubstanz Sesamöl. Die Bindung
des Jods an die verwendeten Öle ist nicht beständig. So enthält
schon die frische Substanz beim Neo-Jodipin o,736 mg Jod je Gramm,
bei einer Lagerung über 27 Monate sogar 27,27 mg (159). Außerdem
findet nach der Injektion eine Verseifung der im Kontrastmittel
enthaltenen freien Fettsäuren (nach SÄKER, 1947, beim 40%igen
Jodipin 2,3-2,5%!) durch die Calciumionen des Liquors statt. Von
vielen Autoren werden die nach Verwendung jodierter Öle beobachteten
Nebenwirkungen auf diese Reaktionen zurückgeführt. Auch die anfäng-
liche Überschätzung der Möglichkeit einer Resorption findet so ihre
Erklärung. Zwar erfahren die Kontrastmitteldepots im Laufe der Zeit
eine Abnahme der röntgenologischen Schattendichte, die eine Resorption vortäuscht. In Wirklichkeit ist aber nur das Jod abgespal-
ten worden, während die Trägersubstanz unter Verseifung der Fettsäuren im intrathecalen Raum verbleibt (141).

Schon von SICARD und FORESTIER (1928) wurden als Nebenwirkungen bei
der Lipiodol-Myelographie ziehende Schmerzen und Parästhesien der
unteren Extremitäten sowie mäßige Temperatursteigerungen beobachtet.
Ähnliche Angaben über Kopfschmerzen, Erbrechen, Nackensteifigkeit
sowie Eiweiß- und Zellvermehrung im Liquor finden sich bei anderen
Autoren (88, 89, 1o4, 143, 94, 13o, 67). Diese Erscheinungen bilden
sich im allgemeinen innerhalb von 1-2 Wochen zurück. Schwere Nebenwirkungen sind außerordentlich selten; die meisten der mitgeteilten
Todesfälle lassen sich auf das bestehende Grundleiden (Fall von
SCHÖNBAUER, 1928; 1o Todesfälle unter 214 Lipiodol-Ventrikulo-

graphien bei HOSHINO, 1961) und nicht auf das Kontrastmittel selbst
zurückführen.

Als erwiesen muß jedoch angesehen werden, daß bei längerer Verweildauer der Jodöle im Subarachnoidalraum reaktive Veränderungen an den
weichen Häuten hervorgerufen werden. Es kommt zur Einlagerung von
Bindegewebsfasern in die zarten Maschen der Arachnoidea, so daß
schließlich das mikroskopische Bild der Arachnoiditis entsteht (17,
16, 94, 159, 141).

Seit der Einführung des *Pantopaque* im Jahre 1944 (146, 125) sind die
Jodesterverbindungen zum bevorzugten Kontrastmittel zur Darstellung
der oberen spinalen und intrakraniellen Liquorräume geworden. Pantopaque ist ein Äthyl-Jodophenylester (Äthyljodophenylundecylat), der
3o,5% organisch gebundenes Jod enthält. Andere Handelspräparate ganz
ähnlicher Zusammensetzung sind Myodil und Ethiodan. Erst relativ
kurze Zeit gebraucht wird das *Duroliopaque* (Äthylmonojodstearat).
Pantopaque ist hyperbar und hat bei Körpertemperatur eine 17mal
geringere Viscosität als Lipiodol. Es zerfällt durch Hydrolyse in
Äthylalkohol und Undecylsäure, die mit den Calciumionen des Liquors
schwer lösliche Seifen bilden kann (141). Die Resorbierbarkeit von
Pantopaque wurde zunächst relativ hoch eingeschätzt und mit o,5-1,o
ml/Jahr angegeben (168, 11o, 147). Nach neueren Untersuchungen liegen
die Werte, jedenfalls beim Menschen, wahrscheinlich wesentlich niedriger (16o, 141). Bei der daraus resultierenden langen Verweildauer
des Kontrastmittels im Liquorraum sind schädliche Wirkungen ähnlich
denen des Lipiodol nicht sicher auszuschließen.

Über *Frühreaktionen* wurde in der Literatur gelegentlich berichtet.
Bei der Myelographie kann es schon während der Punktion und Injektion
zu einer Intravasation des Kontrastmittels und damit zur Lungenembo-
lie kommen. Solche Zwischenfälle sind offenbar nicht so selten (64,
43, 145, 78, 151, 39), haben aber glücklicherweise meist einen günstigen klinischen Verlauf. Bei der Ventrikulographie kann es vereinzelt
ebenfalls durch die Einbringung des Kontrastmittels zu Schädigungen
kommen. LANG und RUSSEL (197o) beschrieben die versehentliche subependymale Injektion von Pantopaque, die zu einem einzelnen gene-
ralisierten Krampfanfall, jedoch nicht zu späteren Ausfällen führte.

Die in den ersten Stunden und Tagen auftretenden Reaktionen sind nach
der Myelographie häufiger beschrieben als nach Ventrikulographien. So
zeigten 56 der von DAVIES (1956) myelographierten 125 Patienten innerhalb weniger Stunden nach dem Eingriff verschiedene Reaktionen. Es
handelte sich vor allem um Kopfschmerzen, Nackensteifigkeit, Übelkeit, Erbrechen und Temperatursteigerungen. Liquorkontrolluntersu-
chungen ergaben in den folgenden Tagen einen Anstieg des Eiweißge-
haltes und eine Erhöhung der Zellzahl (s. auch (98)). Diese Neben-

wirkungen sind jedoch sicher zum Teil schon durch die Punktion be-
dingt, da gleiche Erscheinungen auch nach einfacher Lumbalpunktion
als Folge der Stichlochdrainage auftreten können. Das erklärt auch,
warum diese Symptome nach der Pantopaque-Ventrikulographie weniger
häufig in Erscheinung treten. Nur bei 11 von 9o Patienten sahen
LANG und RUSSEL (197o) einen vorübergehenden Temperaturanstieg nach
der Ventrikulographie.

Außerordentlich selten scheinen Überempfindlichkeitsreaktionen zu
Komplikationen zu führen. Einen glücklicherweise günstig ausgegange-
nen Fall beschrieb TAREN (196o). Nach lumbaler Injektion von 9 ml
Pantopaque traten akut entzündliche Erscheinungen mit hohen Tempera-
turen, Meningismus und Hirndruck auf. Bei einer Ventrikelpunktion
erhielt man trüb-ölig aussehenden Liquor mit 58oo Zellen. Nach
wiederholten Lumbalpunktionen klangen die Krankheitserscheinungen
ab.

Zu den *Spätreaktionen* leitet ein ähnlicher Fall über, den MASON und
RAAF (1962) beschrieben haben. Nach Injektion von 9 ml Pantopaque
traten ebenfalls akute entzündliche Erscheinungen auf, der Patient
verstarb nach 5 Wochen. Die Sektion ergab eine vollständige Obliteration des Subarachnoidalraumes durch fibröse Membranen, besonders
im Bereich der basalen Cisternen. Eindeutig als Spätkomplikation
muß auch der von ERICKSON und VAN BAAREN (1953) mitgeteilte Verlauf
nach Pantopaque-Myelographie gewertet werden. Nach einer vorübergehenden meningealen Reaktion traten erst 9 Monate später fort-
schreitende Krankheitserscheinungen auf, die 1 1/2 Jahre nach der
Myelographie unter zunehmenden Hirndruckzeichen zum Tode führten.
Bei der Sektion fand sich eine Blockade des 4. Ventrikels in der
basalen Cisterne durch Granulationsgewebe, in dem vermehrt Jod nachgewiesen wurde.

Die meisten der weiteren in der Literatur mitgeteilten Todesfälle
nach Pantopaqueanwendung halten einer genauen Überprüfung nicht stand.
Die Kranken sind entweder ihrem Grundleiden erlegen oder infolge
anderweitiger Komplikationen gestorben (83).

Nach *intraventriculärer Pantopaqueinjektion* sind in den bisher er-
schienenen Berichten keine nennenswerten Zwischenfälle erwähnt (18,
65, 36, 68, 165, 124, 73, 5o, 1o6, 86). Allgemein wird vermerkt, daß
die Ventrikulographie mit Luft eine größere Belästigung für den
Kranken darstelle. Autoptische Untersuchungen nach Pantopaque-Ven-
trikulographien sind allerdings recht selten. Veränderungen, die auf
das Kontrastmittel zu beziehen waren, fanden sich dabei nicht (18,
165).

Um genauere Aufschlüsse über die Wirkung von Pantopaque auf die
cerebralen Subarachnoidalräume und das Ventrikelsystem zu erhalten,
wurden deshalb von verschiedenen Autoren *tierexperimentelle Untersuchungen* vorgenommen.

MEACHAM und TOLCHIN (1963) führten das Kontrastmittel in die Seitenventrikel von Hunden mit künstlichem Verschlußhydrocephalus ein und
töteten die Tiere nach verschiedenen Intervallen bis zu 6 Monaten.

Bei der histologischen Untersuchung fanden sich keine signifikanten
Veränderungen am Ependym, Plexusgewebe oder Hirnparenchym. Im spinalen Subarachnoidalraum dagegen traten nach Pantopaqueinjektion
akut entzündliche Reaktionen mit nachfolgender Fibrose der Arachnoidea auf.

Eindeutige histologische Veränderungen konnte SCHOBER (1964) nach
Instillation von Pantopaque in den Subarachnoidalraum über der Hirn-
konvexität von Kaninchen nachweisen. Bereits nach wenigen Wochen
hatte sich im Bereich der Arachnoidea eine proliferative mesenchymale
Reaktion mit intra- und extracellulären Einschlüssen, Faserdissektion
und Faservermehrung entwickelt.

GEILE und SPRING (1969) untersuchten die Wände des 3. Ventrikels von
Katzen nach intraventriculärer Pantopaqueapplikation. Zunächst fand
sich ein subependymales Ödem bei allen Tieren. Drei Wochen nach
der Kontrastmittelinjektion waren einzelne Ependymzellgruppen
pyknotisch und in ihrer Form verändert. Entzündliche Reaktionen
traten nicht auf. Auffallend schwere histologische Veränderungen
nach Pantopaque-Ventrikulographie bei hydrocephalen Hunden haben
kürzlich CLARK et al. (1971) mitgeteilt. Verwendet wurden Beagle-
Hunde einer Kolonie, in der ein besonders hoher Prozentsatz der
Tiere einen kommunizierenden Hydrocephalus infolge entzündlicher
Infiltrationen des Subarachnoidalraumes aufweist. Einige Monate nach
der Kontrastmittelinjektion in die Hirnkammern hatten sich multiple
granulomatöse Regionen an den Ventrikelwänden und dem umgebenden
Hirnparenchym entwickelt. Ähnliche Veränderungen fanden sich am
Plexus chorioideus, den Hirnnerven und der Arachnoidea. Es kann nicht
sicher gesagt werden, worauf diese schweren Veränderungen, die an
die von ERICKSON und VAN BAAREN (1953) sowie MASON und RAAF (1962)
beim Menschen beobachteten Befunde erinnern, zurückzuführen sind.
Berücksichtigt man die Ergebnisse der anderen Untersucher, muß man
annehmen, daß zusätzlich zum Kontrastmittel besondere Bedingungen
vorliegen müssen, um so schwere Schädigungen auszulösen. Die Befunde
von HOWLAND und CURRY (1966) sowie BERGERON et al. (1971), die
schwerste entzündliche Veränderungen der Arachnoidea nach cisternaler Injektion einer Mischung von Pantopaque und Blut bei Hunden
bzw. bei Affen sahen, weisen ebenfalls in diese Richtung.


Die Betrachtung dieser Ergebnisse führt zu dem Schluß, daß der

guten klinischen Verträglichkeit der intraventriculären Pantopaque-

anwendung beim Menschen histologische Veränderungen an den Hirn-

kammerwänden und den weichen Hirnhäuten im Tierversuch gegenüber-

stehen, deren möglicher Krankheitswert schwer abzuschätzen ist (48).


## B. Wasserlösliche, resorbierbare Kontrastmittel


Tierexperimentelle Untersuchungen über die Wirkung intrathecal ver-
abfolgter resorbierbarer Kontrastmittel wurden bisher nur sehr selten durchgeführt. FUNQUIST und OBEL (1961) haben sich in der Absicht,
wasserlösliche Substanzen für die Diagnostik von Bandscheibenvor-
fällen beim Hund auch in den höhergelegenen Abschnitten der Wirbelsäule anzuwenden, mit diesem Problem befaßt. Bei Benutzung von
*Abrodil* (Natriumjodomethansulfonat) gelang ihnen eine brauchbare

Darstellung des thoracalen und cervicalen Subarachnoidalraumes. Unter Instillation des Kontrastmittels zusammen mit Xylocain traten mit Ausnahme leichter und schnell vorübergehender Paresen keine Komplikationen auf. Dieses Kontrastmittel wird in der Humanmedizin lediglich zur Darstellung der untersten Abschnitte des Spinalkanals verwendet. Tierexperimentelle Untersuchungen über eine intraventriculäre Anwendung (61) und die Injektion in den intrakraniellen Subarachnoidalraum (142, 54) ergaben eine starke epileptogene Wirkung dieser Substanz, so daß eine Anwendung zur Hirnkammerdarstellung beim Menschen nicht in Frage kam (4).

Auch Versuche über die Verwendung verschiedener anderer Substanzen, wie Natriumdiatrizoat (61), Caesiumjodid und Dijodtyrosin (142) führten nicht zu einer klinischen Anwendung dieser Kontrastmittel. Als am besten verträglich erwies sich im Tierversuch *Conray 6o* (Methylglucaminiothalamat). Seine epileptogene Wirkung ist weniger stark als die der genannten Kontrastmittel und von der Dosis abhängig. CAMPBELL et al. (1964) fanden bei EEG-Ableitungen nach cisternaler Injektion beim Hund über der untenliegenden Hemisphäre innerhalb von 1o min eine fokale corticale Krampfaktivität. Krämpfe der Extremitäten traten regelmäßig erst bei einer Dosierung von 2oo mg/kg Körpergewicht oder mehr auf. Zu ganz ähnlichen Ergebnissen kamen HEIMBURGER et al. 1966. Bei Injektion von Conray 6o in die Seitenventrikel von Hunden erzielten sie eine ausgezeichnete Darstellung des Ventrikelsystems mit o,75 ml Kontrastmittel, das entsprach 67 mg/kg Körpergewicht. Anderen Tieren wurde die Substanz in Dosierungen von 73 mg/kg bis zu 16o mg/kg verabreicht, ohne daß es zu Krämpfen oder anderen Nebenwirkungen kam. Erst bei noch höherer Dosierung (über 25o mg/kg Körpergewicht) traten Krämpfe auf, bei noch höherer Kontrastmittelgabe (5-6 ml, d.h. 4oo mg/kg) starben die Tiere kurz nach der Injektion ohne Krampferscheinungen. Wahrscheinlich hat hier die intrakranielle Drucksteigerung durch die große Kontrastmittelmenge zum Tode geführt, bevor sich überhaupt Krampfzustände entwickeln konnten. Histologische Untersuchungen der Tiere, die die Kontrastmittelinjektion überlebt hatten, ergaben bis zu einem zeitlichen Abstand von 6 Monaten nach der Injektion keine Veränderungen an der Ventrikelwand. GONSETTE hat 1971 aber mit Recht darauf hingewiesen, daß bei einem resorbierbaren Kontrastmittel neben solchen Langzeituntersuchungen besonders die mikroskopischen Befunde in den ersten Stunden und Tagen nach der Kontrastmittelinjektion von Interesse sind. Er berichtet sowohl über lichtmikroskopisch erkennbare Reaktionen in den ersten 48 Std nach pericerebraler Injektion von Conray 6o als auch über elektronenoptisch nachweisbare Veränderungen, die bei allen von ihm untersuchten Kontrastmitteln, einschließlich *Dimer-X* (Methylglucaminiocarmat), auftraten. GONSETTE ist der Ansicht, daß diese elektronenoptischen Befunde mit der Elimination des Kontrastmittels aus dem Liquorraum in Zusammenhang stehen. Für diese Annahme spricht seine Beobachtung, daß diese cellulären Reaktionen sich nach einigen Tagen zurückbilden und völlig reversibel sind.

In diesem Zusammenhang soll kurz auf die Geschwindigkeit der Resorption wasserlöslicher jodhaltiger Kontrastmittel aus dem Liquorraum eingegangen werden. Röntgenuntersuchungen an Hunden ergaben, daß nach intracisternaler Injektion von Conray 6o das Kontrastmittel schon nach 1o min in der Harnblase nachweisbar war (22). Von der gleichen Arbeitsgruppe in Indianapolis wurden Isotopenuntersuchungen zur Frage der Resorption vorgenommen. Nach intracisternaler Injektion von $^{131}$J-markiertem Conray-6o erreichte die Konzentration im Blut zwischen 45 und 75 min ein Plateau und nahm dann exponentiell ab. Nahezu 1oo% der Radioaktivität konnten innerhalb von 24 Std im Urin nachgewiesen werden.

BRABAND et al. (1972) haben nach lumbaler Myelographie mit $^{131}$J-markiertem Dimer-X Aktivitätsmessungen über den Hirnkammern durchgeführt. Bei Flachlagerung der Untersuchten fanden sich 8% der Gesamtaktivität im Bereich der Hirnkammern. Fortlaufende Messungen zeigten, daß die Halbwertszeit bei etwa 1,75 Tagen liegt. In knapp 6 Tagen fiel die über den Hirnkammern gemessene Aktivität auf den zehnten Teil des Ausgangswertes ab. Untersuchungen über die renale Ausscheidung von $^{131}$J-markiertem Dimer-X wurden von den gleichen Autoren bei 13 Patienten vorgenommen. Aktivitätsmessungen an Sammelurin ergaben, daß die renale Ausscheidung von Dimer-X nach 3 Tagen bis auf wenige Prozent beendet ist (14).

In größerem Umfang klinisch angewendet wurde von den resorbierbaren wasserlöslichen Kontrastmitteln bisher lediglich Conray 6o (Methylglucaminiothalamat), das sich im Tierexperiment bei geeigneter Dosierung als verträglich erwiesen hatte. Der erste Bericht stammt von HEIMBURGER et al. aus dem Jahre 1966. Er gibt Auskunft über die Erfahrungen bei 1o2 Ventrikulographien seit dem Jahre 1962. Ernstere Komplikationen traten selten auf. Bei zwei Patienten kam es zu Meningismus, bei vier weiteren zu Verwirrtheitszuständen. Vier Kranke hatten Krampferscheinungen; hier handelte es sich jedoch in zwei Fällen um Patienten, bei denen eine Epilepsie bekannt war. Zwei Todesfälle, die HEIMBURGER im Anschluß an die Ventrikulographie beschrieb, sind eindeutig auf das Grundleiden bzw. die erhebliche intrakranielle Drucksteigerung zurückzuführen und nicht auf das Kontrastmittel selbst. Leichtere Reaktionen auf das Kontrastmittel bzw. die Ventrikulographie sah er dagegen relativ häufig. In 38% der Fälle kam es zu Übelkeit und Erbrechen, in 32% zu Kopfschmerzen und in 47% zu einer leichten Temperatursteigerung. Komplikationen ähnlicher Art und Häufigkeit wurden in weiteren Berichten über die Verwendung von Conray 6o zur Ventrikulographie beim Menschen angegeben (155, 59, 53, 71, 49, 55, 158, 135, 87, 81). Die meisten Autoren betonen, daß die Reaktionen nach Ventrikulographie mit diesem Kontrastmittel weniger häufig und weniger schwer waren als bei Verwendung von Luft.

Trotz mancher Vorzüge hat sich aber die Ventrikulographie mit Conray 6o in der neuroradiologischen Diagnostik wegen der oben beschriebenen Nebenwirkungen nicht allgemein durchsetzen können und wird nur an wenigen Stellen in größerem Umfang angewandt.

# III. Tierexperimentelle Untersuchungen

Die Wirkung der Jodesterverbindungen auf die Hirnoberfläche und die
Hirnhäute (141) sowie auf das Ventrikelependym (1oo, 48, 25) ist in
den letzten Jahren mehrfach tierexperimentell untersucht worden. Es
zeigte sich dabei, daß der guten klinischen Verträglichkeit der
Jodester bei der Ventrikulographie doch gewisse histologische Veränderungen an den Hirnkammerwänden und den weichen Hirnhäuten im
Tierversuch gegenüberstehen. An einigen Kliniken ist man deshalb
heute zur Verwendung resorbierbarer Kontrastmittel übergegangen.
Tierexperimentelle Untersuchungen über eine intraventriculäre Injektion von Methylglucaminiothalamat (Conray 6o) wurden bisher
lediglich von HEIMBURGER et al. (1966) vorgenommen, die bei keinem
der Tiere, die das Experiment überlebt hatten, histologische Veränderungen am Ependym nachweisen konnten.

In den letzten Jahren wurde ein neues wasserlösliches, resorbierbares
Kontrastmittel für die lumbale Myelographie entwickelt und klinisch
erprobt (53, 14o, 54, 57, 84). Es handelt sich um das Methylglucami-
niocarmat (Dimer-X), ein Dimer des Methylglucaminiothalamats (Conray).
Über erste klinische Erfahrungen bei der Ventrikulographie mit dieser
Substanz liegt eine Veröffentlichung von GONSETTE (1971) vor. Da
Tierexperimente über eine intraventriculäre Anwendung von Methyl-
glucaminiocarmat bisher fehlen, wurden eigene Untersuchungen an
Katzen durchgeführt, über deren Ergebnisse im folgenden berichtet
werden kann.


A. Versuchsanordnung und experimentelle Technik

Als Versuchstiere dienten ausgewachsene Katzen mit einem Mindest-
gewicht von 2 kg. Haltung und Fütterung der Tiere erfolgten im
Tierstall der Universtitäts-Nervenklinik Erlangen unter Normal-

bedingungen. Insgesamt wurden Untersuchungen an 24 Katzen vorgenommen.[+]

Nach Einleitung einer Narkose durch Nembutal intraperitoneal
(4o mg/kg Körpergewicht) erfolgte die notwendige Fixation des Kopfes
in einem bei stereotaktischen Untersuchungen an Katzen üblichen Ge-
rät. Bei den ersten 5 Tieren wurde nach Rasur der Kopfhaut unter
aseptischen Bedingungen ein medianer Längsschnitt über dem Stirn-
und Scheitelbein angelegt und Galea sowie Periost mit einem Raspa-
torium abgeschoben. Der Zielpunkt für die *stereotaktische Punktion*
des 3. Ventrikels konnte dem Atlas von REINOSO-SUAREZ entnommen und
die erforderlichen Koordinaten am Phantom bestimmt werden. Nach
Markierung der entsprechenden Stelle auf der Kalotte legte man mit
einer Kugelfräse eine Trepanationsöffnung von etwa 5 mm Durchmesser
an und eröffnete vorsichtig die Dura.

Anschließend wurde eine stumpfe Kanüle unter Benutzung der ermittel-
ten Koordinaten stereotaktisch in den 3. Ventrikel eingeführt. Eine
Lagekontrolle war durch Liquoraspiration möglich. Nach Injektion
von o,5-1,o ml Methylglucaminiocarmat (Dimer-X) wurde die Kanüle
entfernt und erste Röntgenaufnahmen angefertigt. Der Verschluß der
Wunde erfolgte durch Einzelknopfnähte. Da eine Punktion des 3. Ventrikels und auch des Seitenventrikels auf diese Weise nicht immer
sofort gelang und oft mehrfache Punktionen erforderlich waren, konnte
eine Beeinflussung der histologischen Untersuchungsergebnisse durch
diese Traumatisierung des Hirngewebes nicht ausgeschlossen werden.
Um diese Schwierigkeiten zu umgehen, wurde eine andere Technik zur
*Katheterisierung des Aquäduktes* von der großen Cisterne aus entwickelt und bei den übrigen Versuchstieren angewendet.

Die Freilegung der Cisterna magna erfolgte von einem Mittelschnitt
aus, der von der Protuberantia occipitalis externa bis zum Dorn-
fortsatz des 2. Halswirbels reichte. Die Nackenmuskulatur wurde in
der Medianlinie durchtrennt und die freigelegte Dura vorsichtig eröffnet. Nun konnte ein dünner Silikongummikatheter durch das Foramen
Magendi in den 4. Ventrikel eingeführt und über den Aquädukt bis in
den hinteren Teil des 3. Ventrikels vorgeschoben werden. Die Injektion

---

[+] Herrn Prof. Dr. med. WIECK, Herrn Priv.Doz. Dr. med. VIETH und Herrn
Dr. rer.nat. BLÖSCH darf ich für die freundliche Unterstützung bei der
Durchführung der tierexperimentellen Untersuchungen verbindlich danken.

von durchschnittlich 1 ml des unverdünnten Kontrastmittels erfolgte
unter Durchleuchtungskontrolle; in allen Fällen sind Röntgenaufnahmen nach der Injektion angefertigt worden (Abb. 1 a u. b). War das
Ventrikelsystem mit Kontrastmittel gefüllt, wurde der Katheter entfernt und die Wunde durch dichte Naht der Muskulatur und der Haut

Tabelle 1. Experimentelle Untersuchungen über die intraventriculäre
Injektion von Methylglucaminiocarmat bei der Katze

| Tier Nr. | Gewicht kg | Überlebens- Zeit | Injizierte Substanz | Technik |
|---|---|---|---|---|
| K 1 | 3,5 | - | - | Kontrolltier |
| K 1a | 2,6 | - | - | Kontrolltier |
| K 2 | 2,4 | 1 Std | 2 ml Dimer-X | Stereotaktisch |
| K 3 | 2,6 | 1 Std | 2 ml ·· | ·· |
| K 4 | 2,6 | 3 Std | 0,7 ml ·· | ·· |
| K 5 | 2,5 | 3 Std | 0,5 ml ·· | ·· |
| K 6 | 2,6 | 35 Tage | 0,7 ml ·· | ·· |
| K 7 | 2,5 | 6 Std | 1,0 ml ·· | Katheter |
| K 8 | 2,6 | 6 Std | 1,0 ml ·· | ·· |
| K 9 | 3,3 | 33 Tage | 1,2 ml ·· | ·· |
| K 10 | 3,2 | 3 Tage | 1,5 ml ·· | ·· |
| K 11 | 2,6 | 1/2 Std | 1,8 ml ·· | ·· |
| K 12 | 2,5 | 7 Tage | 1,0 ml ·· | ·· |
| K 13 | 3,3 | 12 Std | 1,5 ml ·· | ·· |
| K 14 | 2,5 | 1/2 Std | 1,0 ml ·· | ·· |
| K 15 | 2,3 | 7 Tage | 1,0 ml ·· | ·· |
| K 16 | 3,8 | 3 Tage | 1,2 ml ·· | ·· |
| K 17 | 3,0 | 24 Std | 1,0 ml ·· | ·· |
| K 18 | 2,0 | 12 Std | 0,7 ml ·· | ·· |
| K 19 | 2,3 | 24 Std | 1,2 ml ·· | ·· |
| K 20 | 2,5 | 12 Std | 1,5ml NaCl, 3%ig | ·· |
| K 21 | 2,8 | 6 Std | 1,0ml Dimer-X,verd. | ·· |
| K 22 | 2,9 | 3 Tage | 1,2ml NaCl, 3%ig | ·· |
| K 23 | 2,7 | 3 Tage | 1,0ml Dimer-X,verd. | ·· |

verschlossen. Nach weiteren Röntgenkontrollen (s. Abb. 2) wurden
jeweils 2 Tiere nach 1/2, 1, 3, 6, 12 und 24 Std sowie 3, 7 und
35 Tagen durch eine Überdosis Nembutal getötet und seziert. Die
Fixation des Gehirns zusammen mit den Hirnhäuten über der Konvexität erfolgte in 1o%igem Formalin. 2 Tiere dienten zur Kontrolle. Sie

wurden ohne vorangegangenen Eingriff auf die gleiche Weise getötet, das Gehirn entnommen und fixiert.

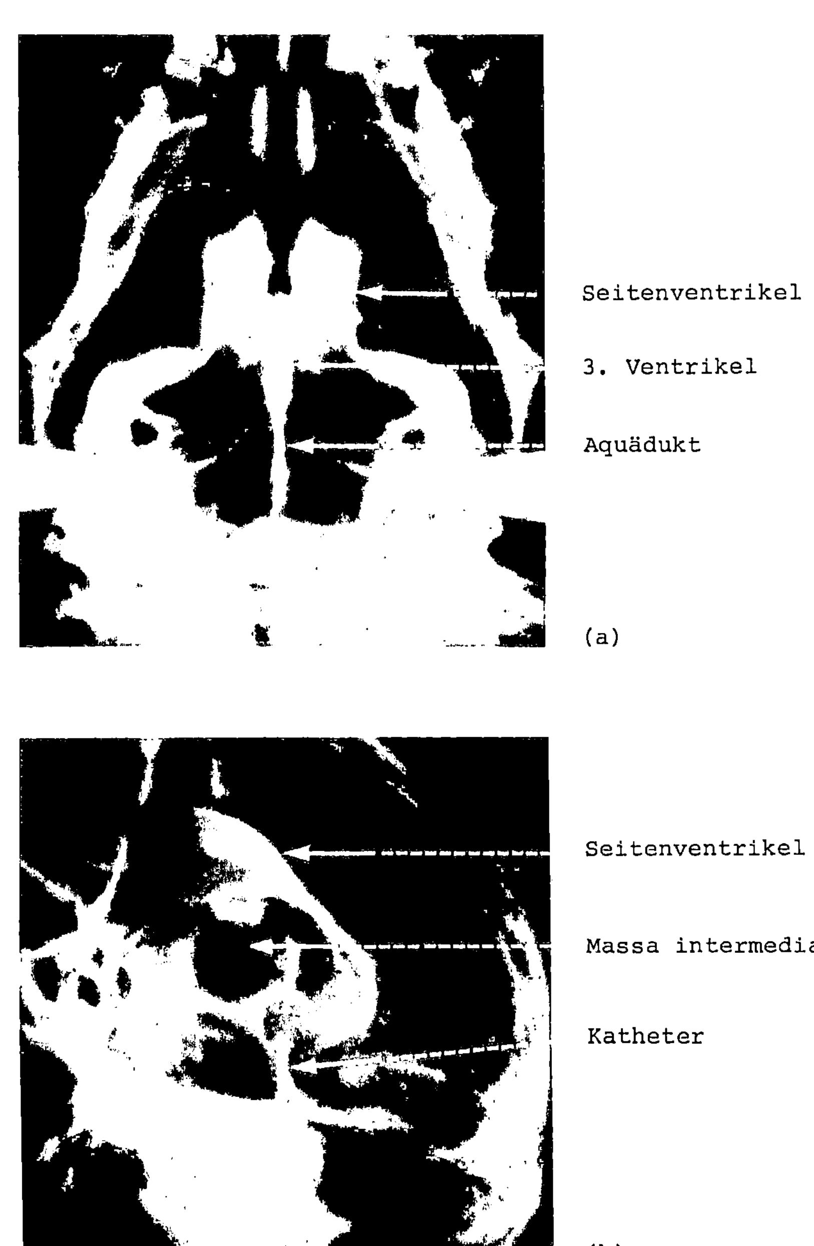


Abb. 1 a u. b. Kontrastmitteldarstellung des Ventrikelsystems der Katze (Dimer-X). (a) Aufsicht, (b) seitliche Aufnahme

Um zu prüfen, ob möglicherweise der osmotische Druck der in den
Liquorraum eingebrachten Lösung eine Rolle spielen könnte, wurde
2 Katzen 3%ige Kochsalzlösung injiziert, die hinsichtlich des

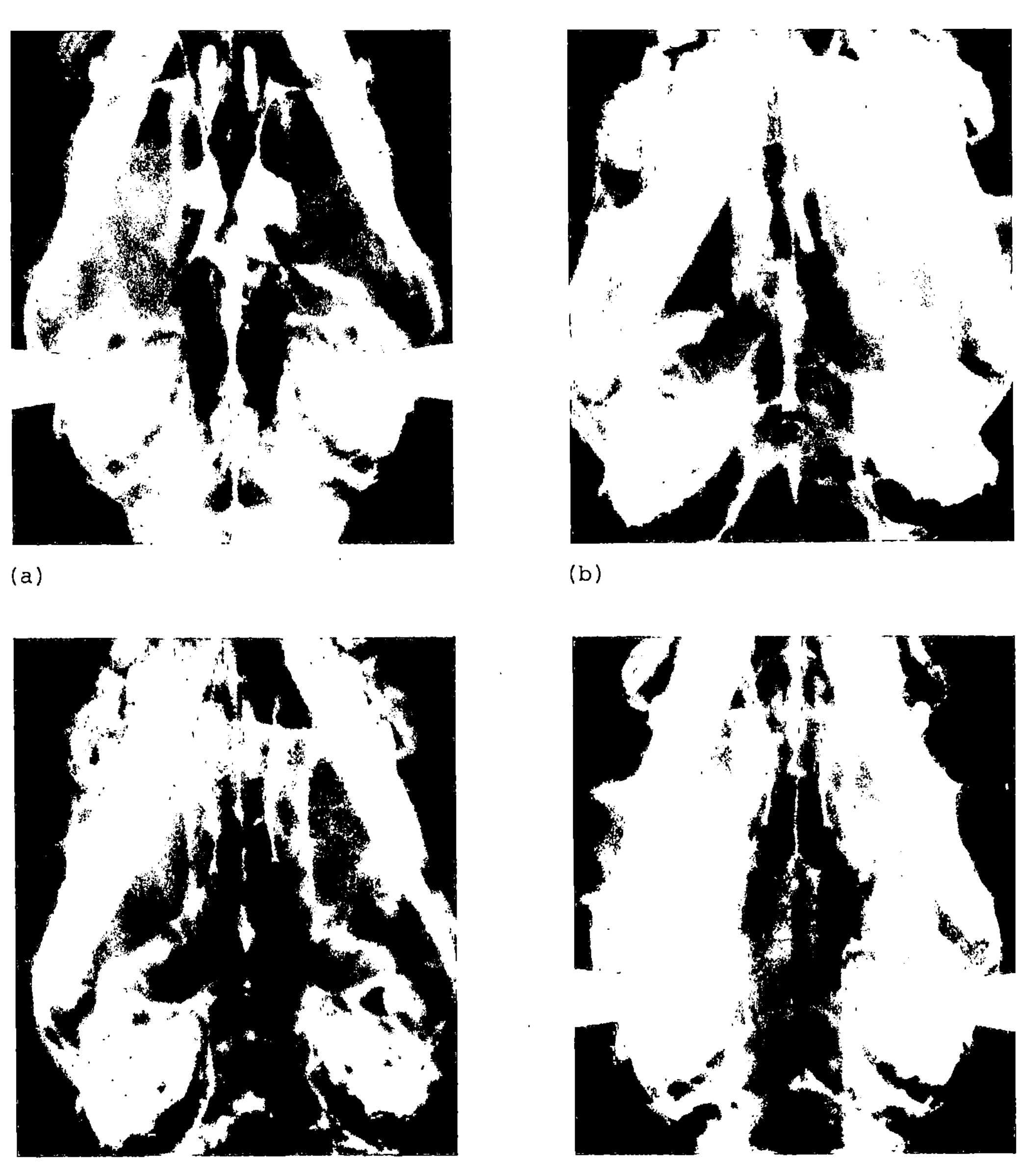


Abb. 2 a-d. Röntgenologische Kontrolle der Kontrastmittelelimination.
Nach 9o min ist im Ventrikelsystem der Katze röntgenologisch kein
Dimer-X mehr nachweisbar. (a) Bei Injektion, (b) nach 2o min,
(c) nach 5o min, (d) nach 9o min

osmotischen Druckes der Kontrastmittellösung entspricht. Die Über-
lebenszeit betrug bei einem Tier 12 Std, bei dem anderen 3 Tage.

Bei der klinischen Anwendung wird das Kontrastmittel zur lumbalen
Radikulographie gewöhnlich etwa 1:1 mit Liquor oder destilliertem
Wasser verdünnt. In dieser Untersuchungsreihe ist das Methylglucaminiocarmat unverdünnt injiziert worden, um eventuelle histologische
Veränderungen deutlicher hervortreten zu lassen. Lediglich 2 Tiere
erhielten das Kontrastmittel zu Kontrollzwecken 1:1 mit destilliertem Wasser verdünnt. Eines dieser Tiere wurde nach 6 Std, das andere
nach 3 Tagen getötet.


## B. Ergebnisse

Von den insgesamt 24 Katzen haben 2 den Eingriff nicht überlebt
(K 1o und K 14). Sie starben etwa 45 min nach Einleitung der Narkose
an einem nach unserer Ansicht durch das Pentobarbital bedingten
Kreislaufversagen. Alle anderen Tiere haben Narkose und Eingriff
gut überstanden und zeigten im Anschluß an einen Nachschlaf bis zu
12 Std Dauer keine Auffälligkeiten. Durch das Kontrastmittel möglicherweise ausgelöste Krämpfe waren während des Eingriffs unter
Nembutalnarkose erwartungsgemäß nicht zu beobachten. Das Verhalten
der vitalen Funktionen (Körpertemperatur, Puls- und Atemfrequenz)
wurde über etwa 1 1/2 bis 2 Std vor und nach der intraventriculären
Kontrastmittelinjektion verfolgt. Eine Beeinflussung von Puls- und
Atemfrequenz ließ sich bei keinem der Tiere während oder nach der
Injektion feststellen. Das deutliche Absinken der Körpertemperatur
bei den meisten Katzen beruhte auf einer Auskühlung während der
Barbituratnarkose und konnte in allen Fällen durch sorgfältiges
Abdecken der Tiere in Grenzen gehalten werden.

Die formalinfixierten Gehirne der zu verschiedenen Zeitpunkten nach
der Kontrastmittelinjektion getöteten Katzen wurden unter besonderer
Berücksichtigung des Ependyms der Seitenventrikel und des 3. Ventrikels, des Plexus, der Meningen, der Basiscisternen und der Tela
chorioidea ventriculi tertii histologisch untersucht.[+]

*Histologische Befunde:* Bei allen Tieren, auch den Kontrolltieren,
fand sich ein einschichtiger laminärer Status spongiosus unterschied-

---

[+]An dieser Stelle möchte ich Herrn Prof. Dr. H. SCHMIDT, Abteilungs-
vorsteher am Pathologischen Institut der Universität Erlangen (Direktor: Prof. Dr. V. BECKER) für seine wohlwollende Unterstützung besonders danken.

licher Intensität subependymal in allen Ventrikeln, Veränderungen,
die eventuell als subependymaler Astrocytenhydrops anzusprechen
sind (s. Abb. 3).

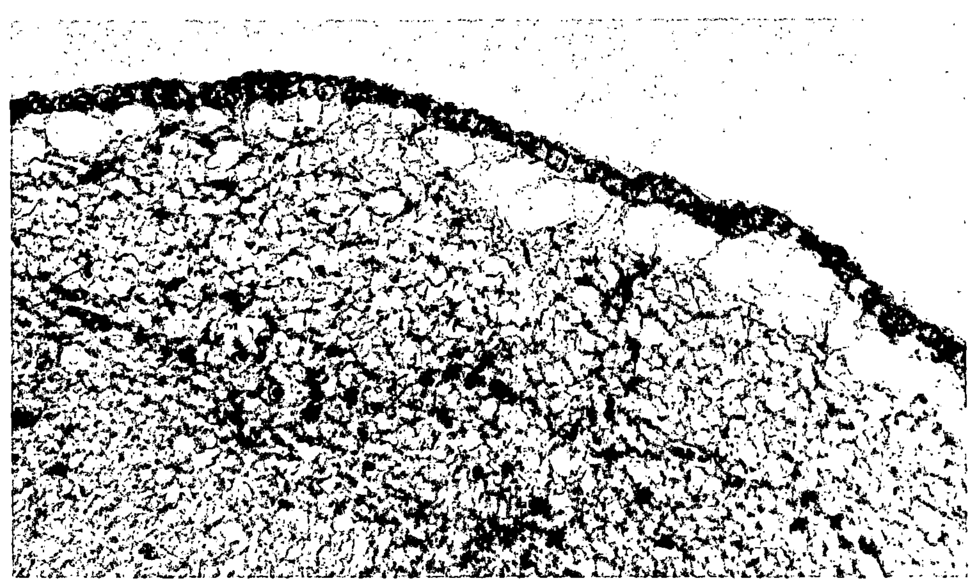

Abb. 3. Ausschnitt aus der Wand des 3. Ventrikels der Katze. Deutlicher subependymärer Status spongiosus. Paraffin, H.E, 35o x

In 2 Fällen (K 9 und K 18) zeigten sich diskrete Blutungen subependymal in der Wand des 3. Ventrikels, kombiniert mit Ablösungen des
Ependyms, wohl als Folge einer mechanischen Alteration durch den
eingeführten Ventrikelkatheter. Eine sichtbare Ablösung des Ependyms
im Bereich der medialen Seitenventrikelwinkel beiderseits fand sich
bei allen Tieren, bei denen eine intraventriculäre Injektion erfolgt
war, auch bei denjenigen, die 3%ige Kochsalzlösung injiziert erhielten (s. Abb. 4).

Besondere Aufmerksamkeit wurde der Suche nach subependymalen Gliareaktionen gewidmet, da solche Veränderungen bei einer eventuellen
toxischen Wirkung des Kontrastmittels am ehesten erwartet werden
konnten. Weder bei den kurz nach der Injektion getöteten, noch bei
den länger überlebenden Tieren waren jedoch Reaktionen der subependymalen Glia feststellbar.

Im Bereich der Meningen der Basiscisternen und der Tela chorioidea
des 3. Ventrikels fanden sich diskrete Infiltrate von Leukocyten und
Lymphocyten bei den Tieren K 7, 8, 17, 18, 19 und 2o. Es handelt

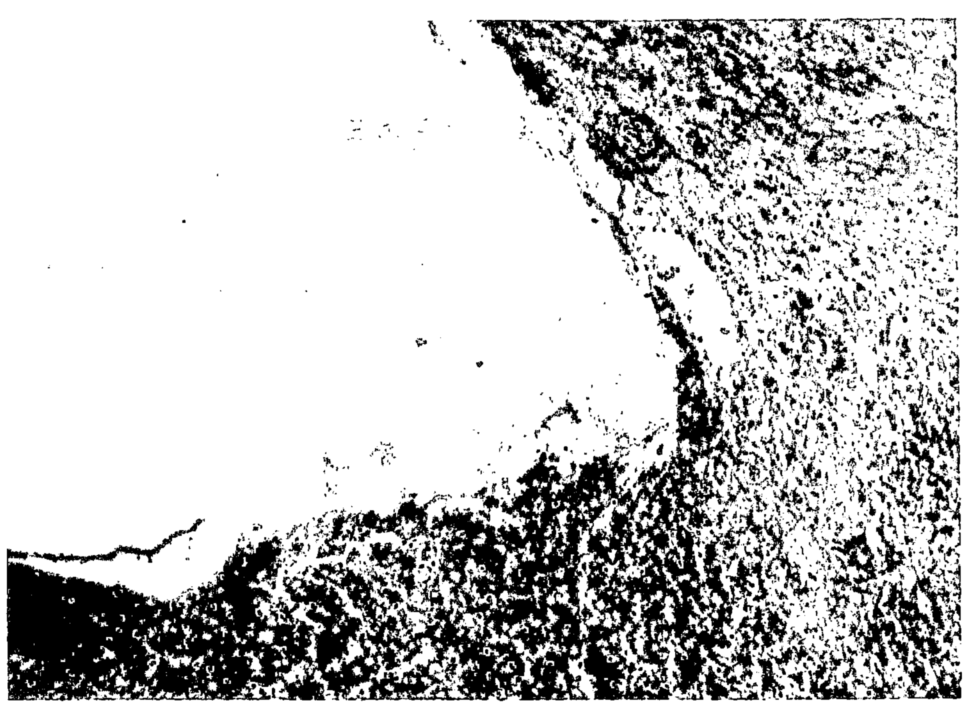

Abb. 4. Medialer Seitenventrikelwinkel der Katze links mit Ablösung
des Ependyms und Auflockerung des subependymalen Gewebes mit kleinen
Blutungen. Paraffin, HE, 14o x

sich bei diesen Katzen um solche, die zwischen 6 und 24 Std nach
der Kontrastmittelinjektion getötet wurden (s. Abb. 5 a u. b). Bei
einem der Tiere (K 2o) war kein Kontrastmittel, sondern 3%ige Kochsalzlösung injiziert worden.

Lediglich diskrete Infiltrate von Lymphocyten waren bei den Tieren
K 1a, 6, 9, 1o, 12, 13, 16, 21 und 23 feststellbar, d.h. bei Katzen,
die zu ganz unterschiedlichen Zeiten nach der Kontrastmittelgabe getötet worden sind.

Am Plexus und Hirngewebe konnten krankhafte Veränderungen - abgesehen
von den Punktionswunden am Großhirn bei den Tieren 2-6 - nicht festgestellt werden.

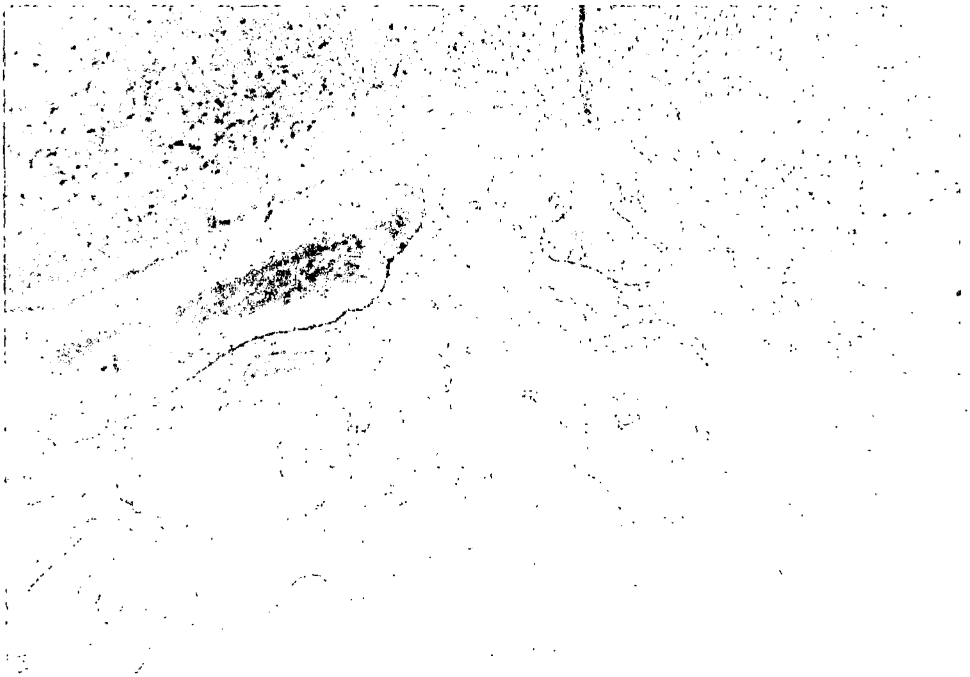

(a)

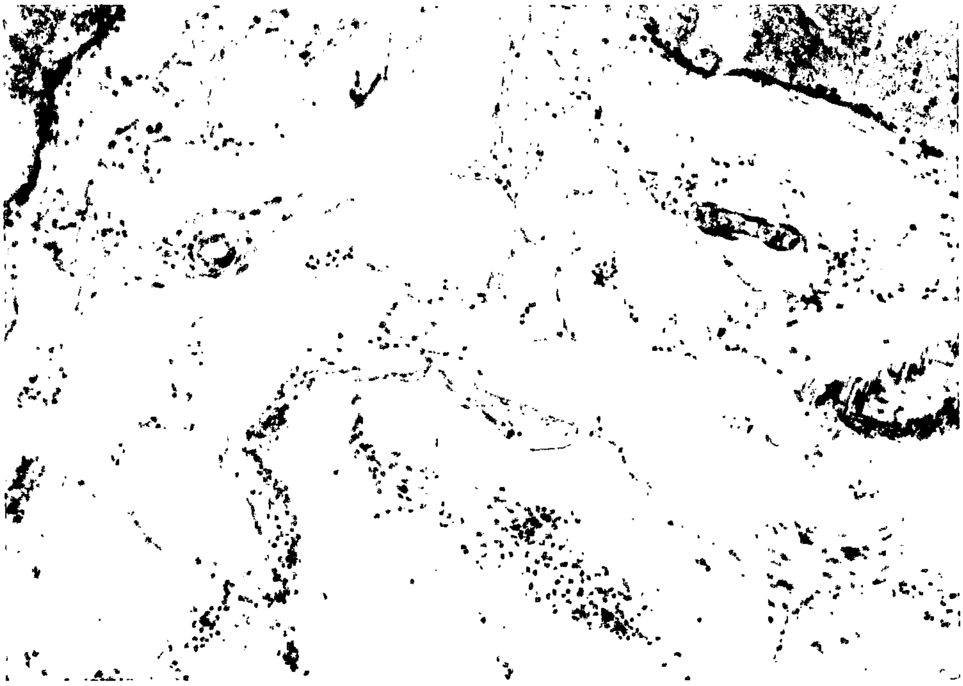

(b)

Abb. 5 a u. b. Diskrete Infiltrate von Leukocyten und Lymphocyten in den Meningen der Basiscisternen der Katze, 6 Std nach Kontrastmittel-injektion. (a) Übersicht. Paraffin, Kresylviolett, 35 x. (b) Ausschnitt. Paraffin, Kresylviolett, 14o x

## C. Besprechung der Ergebnisse

Bei der Betrachtung der experimentellen Befunde stößt man zunächst
auf Reaktionen, die offenbar nicht vom Kontrastmittel hervorgerufen
sein können. Der beschriebene subependymale Status spongiosus (bzw.
subependymaler Astrocytenhydrops) trat bei allen Katzen, auch den
Kontrolltieren, bei denen keine intraventriculäre Injektion erfolgte,
auf (s. Abb. 3). Ähnliche Befunde sind von GEILE und SPRING 1969
nach intraventriculärer Pantopaqueinjektion beschrieben worden.
Diese Autoren hielten die Veränderungen für eine unspezifische Reaktion auf den Eingriff bzw. die Narkose.

Ebenfalls nicht durch direkte Kontrastmittelwirkung erklärbar ist die
bei allen Tieren beobachtete Ablösung des Ependyms im medialen Seitenventrikel beiderseits (s. Abb. 4), da dieser Befund sich auch bei den
Tieren erkennen ließ, die 3%ige Kochsalzlösung injiziert erhielten.
Am ehesten ist dieses Phänomen mit den durch die Methodik bedingten
Liquordruckschwankungen zu erklären. Sie entstehen durch den Liquor-
abfluß nach Eröffnung der großen Cisterne und die nachfolgende intraventriculäre Injektion einer relativ großen Menge Kontrastmittel bzw.
Kochsalzlösung in die sehr kleinen Hirnkammern der Katze.

Anders liegen die Verhältnisse bei den Befunden im Bereich der Meningen. Die beschriebenen diskreten Infiltrate von Leukocyten und
Lymphocyten in den Hirnhäuten der Basiscisternen (s. Abb. 5 a u. b)
fanden sich lediglich bei einer zeitlich genau begrenzten Gruppe von
Versuchstieren, nämlich den zwischen 3 und 24 Std nach der Kontrastmittelinjektion getöteten Katzen. Es kann angenommen werden, daß
diese Leukocyteninfiltrate mit der in diesem Zeitraum erfolgenden
Resorption des Kontrastmittels in Zusammenhang stehen. Andererseits
ist dieser Befund auch bei einem Tier erhoben worden, das 12 Std
nach der Injektion von 3%iger Kochsalzlösung überlebte. Diese hyper-
tonische Kochsalzlösung entspricht in ihrer Osmolarität dem unverdünnten Kontrastmittel.

Es kann aufgrund dieser histologischen Befunde als gesichert gelten,
daß die diskreten Infiltrate von Leukocyten und Lymphocyten in den
Meningen der basalen Cisternen durch die Kontrastmittelinjektion hervorgerufen werden. Allerdings muß offen bleiben, ob es sich um eine
Reaktion auf den höheren osmotischen Druck jeder eingebrachten Lösung
oder auf das Kontrastmittel selbst handelt.

*Das wichtigste Ergebnis dieser Untersuchung im Hinblick auf eine
Ventrikulographie mit diesem Kontrastmittel beim Menschen bleibt aber,
daß die histologischen Veränderungen (Leukocyteninfiltrate) schon
3 Tage nach der Kontrastmittelinjektion nicht mehr nachweisbar waren
und daß auch später (bis zu 35 Tagen nach der Injektion) keinerlei
entzündliche oder proliferative Reaktionen an den Hirnhäuten auftraten.* Auch von seiten der subependymalen Glia sind Reaktionen auf das
Kontrastmittel bei keinem der untersuchten Tiere nachweisbar gewesen.

Zusammenfassend kann gesagt werden, daß im Gegensatz zu den öligen
Kontrastmitteln bei den wasserlöslichen Substanzen Conray 6o (61)
und Dimer-X (eigene Untersuchungen) allenfalls vorübergehende histo-
logische Veränderungen im Tierversuch nachweisbar sind. Die von den
Jodestern bekannten proliferativen Reaktionen der Glia oder der
Arachnoidea entwickeln sich nach intraventriculärer Injektion von
Methylglucaminiocarmat bei Katzen nicht.

# IV. Indikationen zur Ventrikulographie mit positiven Kontrastmitteln

Die Indikationsstellung zur Ventrikulographie mit den nicht resorbierbaren Jodölen bzw. Jodesterverbindungen, wie Pantopaque oder Duroliopaque, ist auch heute noch umstritten. Während besonders in den südamerikanischen Ländern (8, 23, 114, 1o9) dieses Verfahren in großem Umfang angewendet wird, haben viele andere Autoren auf die mögliche Gefahr von Spätschäden durch das im Liquorraum zurückbleibende Kontrastmittel hingewiesen und erst dann Jodesterverbindungen benutzt, wenn durch eine versuchte Luftdarstellung die Diagnose nicht geklärt werden konnte (93, 18, 45).

Gerade bei raumfordernden Prozessen der hinteren Schädelgrube gelingt es jedoch in einem großen Teil der Fälle nicht, die entscheidenden medialen Hirnkammerabschnitte röntgenologisch darzustellen. Auch unter Anwendung der modernen Verfahren der Pneumencephalographie vermag die Luft dann nicht in den vom Tumor verschlossenen oder verlagerten 4. Ventrikel einzudringen. Es ist deshalb in den letzten Jahren wiederholt über Erfolge einer Luftdarstellung der basalen Cisternen in Form der Cisternotomographie berichtet worden. Allerdings ist der apparative Aufwand beträchtlich und nicht an allen Orten möglich. Die Cisternotomographie ist außerdem nicht in der Lage, die für den Neurochirurgen so wichtige Information über die Beziehungen eines raumfordernden Prozesses zum 4. Ventrikel und Aquädukt zu liefern. Daß auch die direkte Luftdarstellung der Hirnkammern (Luftventrikulographie) häufig nicht zu einer Abbildung von Aquädukt und 4. Ventrikel führt und außerdem mit einer nicht unerheblichen Letalität belastet ist, wurde weiter vorn ausführlicher dargelegt. Man hat deshalb immer wieder versucht, neben den Jodesterverbindungen andere, unschädliche Kontrastmittel zur Darstellung der Hirnkammern zu finden.

Heute stehen mit dem Methylglucaminiothalamat (Conray 6o) und dem Methylglucaminiocarmat (Dimer-X) wasserlösliche positive Kontrastmittel zur Verfügung, die keine oder nur geringe Nebenwirkungen hervorrufen und aus dem Liquorraum rasch resorbiert werden. Spätschäden sind bei Verwendung dieser resorbierbaren  Substanzen nicht zu befürchten, so daß die Indikation zu ihrer intraventriculären Anwendung wesentlich weiter gestellt werden kann.

Besonders wegen der exakten und kontrastreichen Abbildung des 3. Ventrikels wird die zentrale positive Ventrikulographie seit einigen Jahren zur Darstellung dieser Hirnkammer im Rahmen stereotaktischer Eingriffe angewendet (131, 1o2, 79). Die Nebenwirkungen waren dabei deutlich geringer als bei der Luftventrikulographie.

Von RAIMONDI et al. (1969) wurde die Ventrikeldarstellung mit Conray zur Diagnostik des kindlichen Hydrocephalus herangezogen. Neben einer genauen Bestimmung der Ventrikelgröße konnte mit dieser Methode eine Geschwulst als Ursache der Ventrikelerweiterung durch Darstellung der medialen Ventrikelabschnitte ausgeschlossen werden. Es ist ein weiterer Vorteil der wäßrigen Kontrastmittel, daß unmittelbar nach der Ventrikulographie eine liquorableitende Operation über ein Ventilsystem vorgenommen werden kann, während nach der Luftdarstellung erst die Resorption des Gases abgewartet werden muß.

Die wichtigste Indikation für die zentrale Ventrikulographie mit positivem Kontrastmittel ist jedoch das Vorliegen eines Tumors oder andersartigen raumfordernden Prozessen in der Umgebung der unpaaren Ventrikelabschnitte, besonders im Mittelhirn oder der hinteren Schädelgrube (35, 45, 83, 85). Da in diesen Fällen oft Zeichen einer intrakraniellen Drucksteigerung oder sogar eine Einklemmung im Tentoriumschlitz bzw. Hinterhauptsloch vorliegen, sollten die bei der Luftventrikulographie auftretenden Druckschwankungen unbedingt vermieden werden. Besteht aufgrund der Anamnese, des klinischen Befundes, der Röntgen-Leeraufnahmen und der Szintigraphie der Verdacht auf das Vorliegen eines Tumors in diesem Bereich, kann zunächst die echoencephalographische Untersuchung weitere Aufschlüsse geben. Registriert man abnorme Ventrikelwandechos als Zeichen einer Hirnkammererweiterung, wird die Verdachtsdiagnose weiter bestätigt. Bei Tumoren im Mittelhirn finden sich im Echo-Encephalogramm zusätzlich meist pathologische Ultraschallreflexionen von der Geschwulst selbst, sog. Tumorechos. Zur weiteren Klärung der Diagnose wird man zunächst eine Vertebralisangiographie vornehmen. Die diagnostischen Resultate sind dabei jedoch nicht immer überzeugend. Es bleibt problematisch, allein aus den Gefäßverlagerungen eine Raumforderung in der hinteren Schädelgrube sicher zu lokalisieren. Zur endgültigen Diagnosestellung und zur Planung des operativen Eingriffes wird deshalb in den meisten Fällen eine Ventrikulographie mit positiven Kontrastmitteln ange-

schlossen. Die kontrastreiche Darstellung von 3. Ventrikel, Aquädukt
und 4. Ventrikel ermöglicht eine genaue Lokalisierung des raumfordernden Prozesses.

Die Beobachtung des Füllungsvorganges mit Hilfe der Fernsehdurchleuchtung gibt außerdem wichtige Hinweise auf das Ausmaß einer etwa
vorliegenden Liquorpassagebehinderung. Wenn erforderlich, kann über
den zur Kontrastmittelinjektion eingeführten Katheter, der dann bis
in den Seitenventrikel zurückgezogen wird, eine Liquordrainage nach
außen erfolgen.

Die Luftfüllung der Hirnkammern dagegen sollte heute bei Vorliegen
eines raumfordernden intrakraniellen Prozesses für die Erkennung
von Läsionen des Balkens, der vorderen Zwischenhirnabschnitte, zur
Lokalisierung derjenigen ventrikelnahen Großhirnhemisphärentumoren,
bei denen eine Carotisangiographie nicht zur Diagnose führt, sowie
zur Darstellung der basalen Cisternen reserviert werden.

# V. Technik der zentralen Ventrikulographie mit positiven Kontrastmitteln

Vor Durchführung einer Ventrikulographie mit positiven Kontrastmitteln muß die ungefähre Lokalisation des vorliegenden raumfordernden intrakraniellen Prozesses mit Hilfe der neurologischen Befunde und der anderen klinischen Untersuchungsmethoden festgestellt werden. Von besonderer Bedeutung ist der echo-encephalographische Befund, da er über die Weite des Ventrikelsystems und damit indirekt über das Ausmaß der Liquorpassagebehinderung Aufschluß gibt. Die zur Ventrikulographie notwendige Kontrastmittelmenge und auch möglicherweise zu erwartende Schwierigkeiten können so schon vorher abgeschätzt werden.

In den früheren Jahren wurde vor Anwendung positiver Kontrastmittel häufig zunächst eine Luftventrikulographie vorgenommen (18, 65). Erst wenn sich mit dieser Methode die genaue Lokalisationsdiagnose nicht stellen ließ, entschloß man sich zur Einbringung öliger Substanzen wie der Jodöle oder Jodesterverbindungen. Die Injektion erfolgte meist durch eines der von der Ventrikulographie vorhandenen *occipitalen* Bohrlöcher. Dabei war es wichtig, daß sich das Kontrastmittel zunächst im Vorderhorn des Seitenventrikels ansammelte. Das weitere Vorgehen war unterschiedlich. Prinzipiell ging es bei allen Verfahren darum, entweder am liegenden (114, 18, 65) oder am sitzenden Patienten (165, 119, 13) das spezifisch schwerere Kontrastmittel mittels entsprechender Kopfbewegung durch das Foramen Monroi zu leiten. Wir selbst haben vor der Verwendung wasserlöslicher Kontrastmittel Jodesterverbindungen nach Einbringen durch ein occipitales Bohrloch, ähnlich wie PIETTE (1939) und BULL (195o), nach Seitenlagerung des Patienten und Durchleuchtungskontrolle in den 3. Ventrikel geleitet. RAIMONDI et al. (1965) verwendeten auch für ein wasserlösliches Kontrastmittel (Conray 6o) occipitale Bohrlöcher. Sie führten von hier aus einen Katheter in den Seitenventrikel ein und plazierten dessen Spitze möglichst nahe am Foramen Monroi, bevor das Kontrastmittel eingespritzt wurde.

Andere Autoren injizierten Jodesterverbindungen (meist Pantopaque) durch ein frontales Bohrloch und gingen - nachdem sich das Kontrastmittel im Vorderhorn angesammelt hatte - wie oben beschrieben vor und leiteten es in den 3. Ventrikel. Bei diesem Vorgehen konnte verhindert werden, daß das Kontrastmittel bei der Injektion in das Temporalhorn gelangte und dann nur durch schwierige Manöver in das Vorderhorn zu bringen war (51, 73, 124).

In den letzten Jahren hat sich die direkte Katheterisierung des 3.
Ventrikels von einem *frontalen* Bohrloch aus immer mehr durchgesetzt.
Das Verfahren wurde von AZAMBUJA et al. (1956) als "Zentrale Ventrikulographie" beschrieben und zur isolierten Luftfüllung von 3. Ventrikel, Aquädukt und 4. Ventrikel benutzt. Die erste Veröffentlichung
über die direkte Injektion eines öligen Kontrastmittels nach Katheterisierung des 3. Ventrikels stammt von SEDZIMIR und IWAN (1962);
sie nahmen diese Ventrikeldarstellungen vor allem im Rahmen stereotaktischer Eingriffe vor (s. auch (33, 46, 1o1, 1o2, 156, 164)). Bei
der Ventrikulographie mit wasserlöslichen Kontrastmitteln ist zur
Darstellung der caudalen Ventrikelabschnitte die Katheterisierung
des 3. Ventrikels Voraussetzung, da sich das Kontrastmittel sonst zu
stark mit dem Liquor vermischt und sehr große Kontrastmittelmengen
notwendig wären (59, 71, 79, 112, 158).

An unserer Klinik haben wir seit Verwendung des wasserlöslichen Kontrastmittels Dimer-X ausschließlich frontale Bohrlöcher verwendet.
Besteht klinisch der Verdacht auf einen Prozeß im hinteren Teil des
3. Ventrikels, des Aquäduktes oder des 4. Ventrikels, genügt ein
Bohrloch über der nicht dominanten Hemisphäre. Lediglich zur Untersuchung von Patienten mit Tumoren im vorderen Teil des 3. Ventrikels
oder manchen Tumoren im Seitenventrikel müssen beiderseits Bohrlöcher
angelegt werden.

Das technische Vorgehen gestaltet sich folgendermaßen: In Lokalanästhesie (bei Kindern in Allgemeinnarkose) wird im Operationssaal
ein Bohrloch 2-3 cm rechts neben der Mittellinie, direkt vor der
Kranznaht angelegt und die Dura kreuzförmig incidiert. Nach Entnahme
weniger Milliliter Liquor durch eine stumpfe Cushing-Kanüle erfolgt
der Verschluß der Wunde in üblicher Weise. Später wird der Patient
nach Praemedikation (Valium oder Psyquil) in die Röntgenabteilung
gebracht und auf dem Durchleuchtungstisch auf dem Rücken gelagert.
Unter sterilen Bedingungen führt man nun eine stumpfe Kanüle mit
einem abgerundeten Mandrin (Außendurchmesser 1,7 mm, s. Abb. 6) durch
das Bohrloch in das Vorderhorn des Seitenventrikels ein. Zielpunkt
sind einmal die Nasenwurzel, zum anderen der äußere Gehörgang (s.
Abb. 7). Unter Fernsehdurchleuchtung in 2 Ebenen wird nach Entfernung
des Mandrins ein dünner Polyäthylenkatheter durch die Kanüle vorgeschoben. Auch bei einer nur mäßigen Ventrikelerweiterung gelangt der
Katheter meist sofort in den 3. Ventrikel. Bei sehr kleinen oder
asymmetrischen Ventrikeln kann es notwendig werden, die Lage der Kanüle zu korrigieren und den Katheter erneut vorzuschieben. Wenn der
Katheter im 3. Ventrikel liegt, wird zunächst ein Prednisolonpräparat
(25 mg Hostacortin-H) intraventriculär injiziert, um möglichen Überempfindlichkeitsreaktionen vorzubeugen. Das Kontrastmittel (Dimer-X)

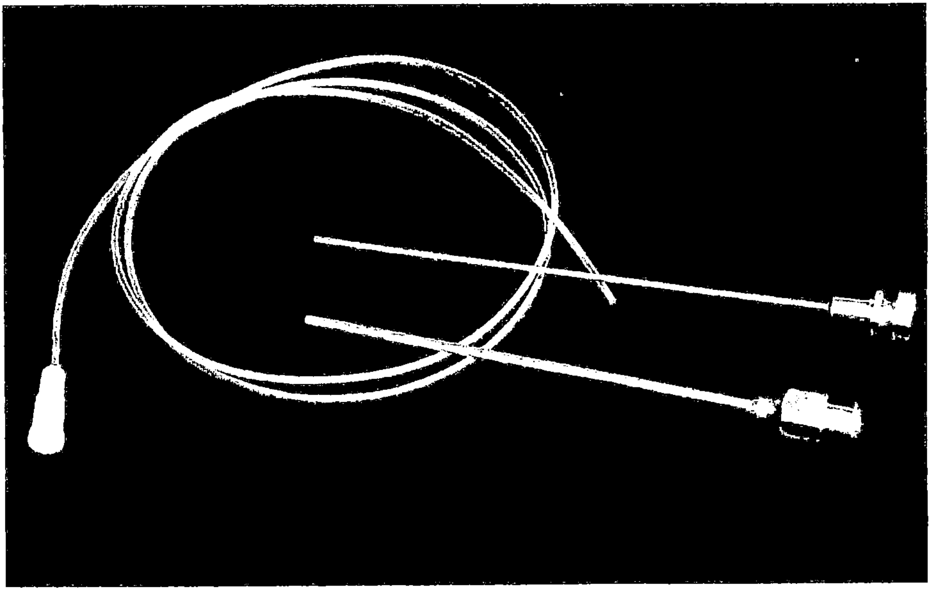

Abb. 6. Kanüle mit Mandrin und Polyäthylenkatheter zur Ventrikulographie mit positiven Kontrastmitteln (Außendurchmesser der Kanüle 1,7 mm)

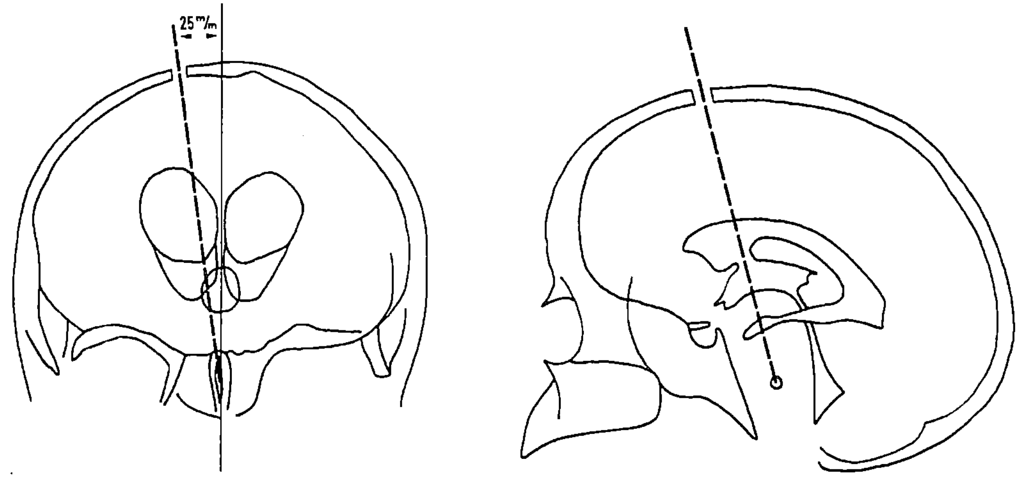


Abb. 7. Schematische Darstellung der Katheterisierung des 3. Ventrikels. Zielpunkte sind die Nasenwurzel und der äußere Gehörgang

wird nun im Verhältnis 5:4 mit destilliertem Wasser verdünnt und
zunächst o,5 ml über den Katheter injiziert, um nochmals seine rich-
tige Lage zu kontrollieren. Nach einer weiteren Injektion von 2-3 ml
Kontrastmittel werden Röntgenaufnahmen in sagittaler und seitlicher
Richtung angefertigt. Wenn keine Liquorpassagebehinderung vorliegt,
kann es erforderlich sein, die Injektion zu wiederholen, da das Kontrastmittel sehr rasch über die Ausgänge des 4. Ventrikels und die
Cisterna magna in den Spinalkanal abfließt. Nach Anfertigung der
notwendigen Röntgenaufnahmen und Sicherung der Diagnose wird der
Katheter mit physiologischer Kochsalzlösung durchspült, um zu ver-
hindern, daß beim Zurückziehen Kontrastmittel in den Subarachnoidalraum gelangen kann. Eine Umlagerung oder Bewegung des Patienten ist
während der gesamten Untersuchung nicht notwendig, wenn die Möglichkeit zur gleichzeitigen Durchleuchtung in zwei Ebenen besteht. Die
gesamte Untersuchung nimmt etwa 2o bis 3o min in Anspruch. Auf eventuelle Schwierigkeiten und mögliche Nebenwirkungen wird weiter unten
eingegangen.

# VI. Das normale Ventrikulogramm mit positiven Kontrastmitteln

Bei der zentralen Ventrikulographie mit positiven Kontrastmitteln
werden gezielt lediglich die unpaaren median gelegenen Ventrikelabschnitte dargestellt. In der folgenden Beschreibung der normalen Verhältnisse sind deshalb die Seitenventrikel nicht besonders erwähnt.

## A. Anatomie

Der 3. Ventrikel hat eine mittelständige Position und steht durch
die Foramina interventricularia Monroi mit den beiden Seitenventrikeln in Verbindung. Die seitliche Wand des 3. Ventrikels wird durch
die mediale Thalamusgrenze gebildet, die hintere Begrenzung des
Foramen Monroi entspricht dem vorderen Thalamusrand. Einige Milli-
meter unterhalb des Foramen Monroi liegt die vordere Kommissur, die
zusammen mit den Columnae fornicis und der Lamina terminalis die
vordere Begrenzung des 3. Ventrikels darstellt. Der Boden des 3. Ventrikels beginnt vorn über dem Chiasma mit dem Recessus opticus, kurz
dahinter liegt der Recessus infundibuli. Im übrigen wird der Boden

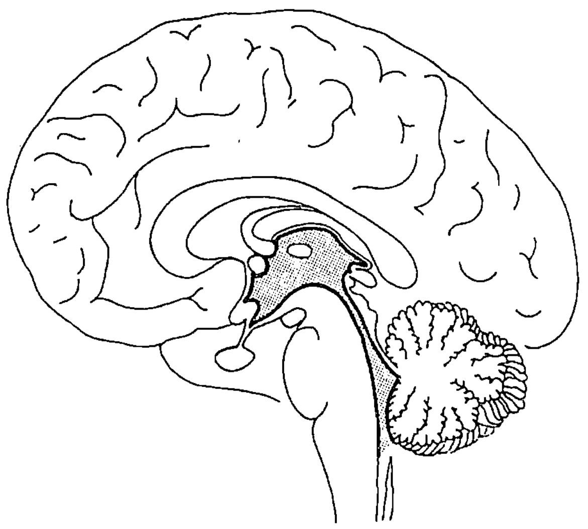

Abb. 8. Schematische Dar-
stellung von 3. Ventrikel,
Aquädukt und 4. Ventrikel
sowie ihrer Umgebung

des 3. Ventrikels vom Tuber cinereum, den Corpora mamillaria und
caudal von den Hirnschenkeln gebildet. Das Dach des 3. Ventrikels
ist ein Teil der Tela chorioidea ventriculi tertii und verläuft nach
hinten zum Recessus suprapinealis, der zwischen Epiphyse und hinte-
rer Balkenbegrenzung liegt. Unterhalb der Epiphyse schließt sich
der Recessus pinealis an, der durch die hintere Kommissur vom Beginn
des Aquaeductus Sylvii getrennt wird. Mitten durch den 3. Ventrikel
zieht die variable Massa intermedia (Abb. 8). Im hinteren unteren
Abschnitt des 3. Ventrikels beginnt der Aquädukt, dessen Länge
15-2o mm, die Weite 1-2 mm beträgt. Sein Verlauf korrespondiert
mit der Lamina quadrigemina, die ihn nach dorsal begrenzt. Ventral
vom Aquädukt liegt die Mittelhirnhaube, das Tegmentum. Der Aquädukt
geht am unteren Rande der Vierhügelplatte in den 4. Ventrikel über,
dessen Boden von der Rautengrube und dessen Dach vom Velum medullare
anterior, den Brachia conjunctiva und der Tela chorioidea ventriculi
quarti gebildet wird. Seine beiden Recessus laterales umschlingen
jeweils das Corpus restiforme und enden am Stiel des Flocculus. Die
mediane Öffnung, das Foramen Magendii, schafft die Verbindung zur
großen Cisterne.


## B. Ventrikulographische Darstellung

Bei der zentralen Ventrikulographie wird das Kontrastmittel über
einen durch das Foramen Monroi in den 3. Ventrikel vorgeschobenen
Katheter injiziert. Eine Darstellung der vorderen Anteile des 3. Ventrikels gelingt bei der üblichen Untersuchung in Rückenlage nur un-
vollständig, weil das Kontrastmittel spezifisch schwerer als Liquor
ist und über den Aquädukt zum 4. Ventrikel, bei einer größeren Kontrastmittelmenge auch über die Foramina Monroi in die Seitenventrikel
abfließt. Für die neuroradiologische Diagnostik von Prozessen der
vorderen Zwischenhirnabschnitte wird gewöhnlich die Luft-Encephalo-
graphie herangezogen, die zusätzlich zu einer Darstellung der basalen Cisternen führt. Will man eine Füllung der vorderen Anteile des
3. Ventrikels durch ein positives Kontrastmittel erreichen, muß die
Untersuchung in Bauchlage des Patienten mit leicht deflektiertem
Kopf vorgenommen werden. Bei der sonst üblichen Untersuchungstechnik
in Rückenlage kommt es auf den seitlichen Aufnahmen zu einer klaren
röntgenologischen Darstellung der übrigen Teile des 3. Ventrikels,
deren anatomische Einzelheiten oben beschrieben wurden (s. Abb. 9).
Sehr variabel sind Form und Größe des Recessus suprapinealis. Seine
Länge schwankt zwischen 2,5 und 19 mm, seine Höhe zwischen 2 und
11 mm. In den meisten  Fällen verläuft er gerade, besitzt aber nicht
selten eine dorsale oder basale Eindellung (1o3).

Der Verlauf des Aquäduktes auf den *seitlichen Röntgenaufnahmen* wird im allgemeinen als bogenförmig beschrieben. Untersuchungen von

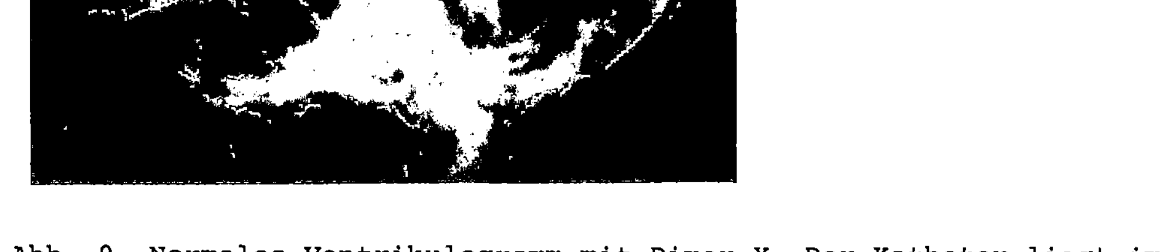

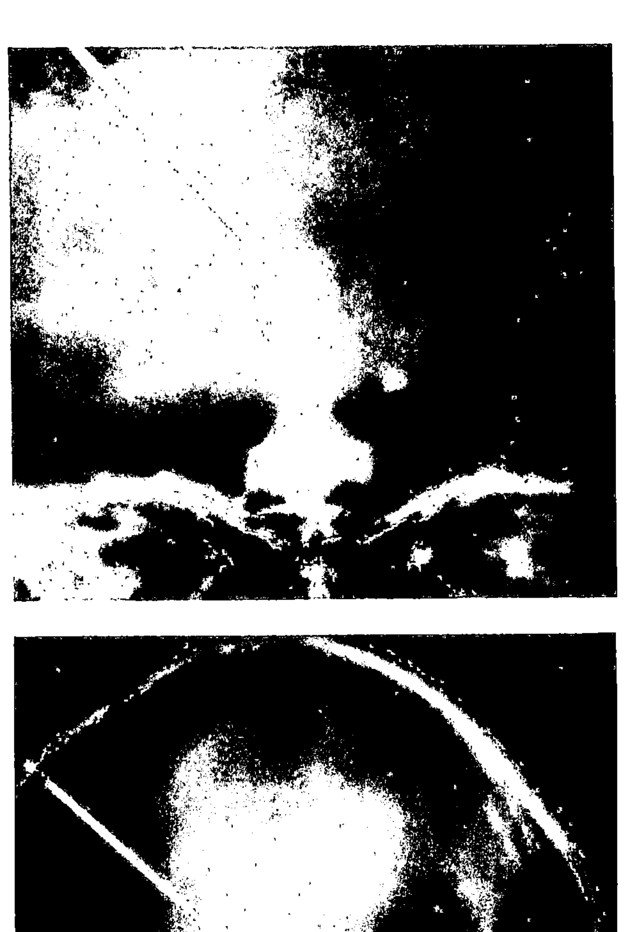

Abb. 9. Normales Ventrikulogramm mit Dimer-X. Der Katheter liegt im 3. Ventrikel

LINDGREN und Di CHIRO (1953) an 3oo normalen Encephalogrammen haben
aber gezeigt, daß in 65% der Fälle ein mehr oder weniger ausgeprägter
Knick des Aquäduktes erkennbar ist, der meist auf der Höhe zwischen
den Colliculi superiores und inferiores der Vierhügelplatte liegt
(161). Eine von LYSHOLM angegebene Linie erleichtert die Bestimmung
des normalen Verlaufes des Aquäduktes. Zieht man eine Gerade vom
Dorsum sellae über die Mitte des Aquäduktes bis zur Tabula interna
der Schädelkalotte, dann schneidet der Aquädukt normalerweise diese
Linie am Übergang vom ersten zum mittleren Drittel (s. Abb. 1o).

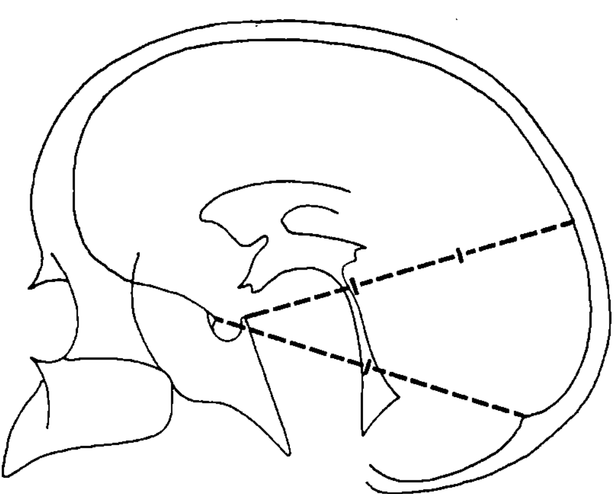

Abb. 1o. Schematische Darstellung der Hilfslinien zur
Bestimmung der· Lage des Aquäduktes (Linie nach LYSHOLM)
und des 4. Ventrikels (Linie
nach TWINING)

Der 4. Ventrikel hat auf den seitlichen Röntgenaufnahmen die Form
eines etwa gleichschenkligen Dreiecks, dessen Basis parallel zum
Clivus verläuft und dessen Spitze gegen die Protuberantia occipitalis interna gerichtet ist. Liegt keine Liquorpassagebehinderung vor,
kann der Austritt des Kontrastmittels durch das Foramen Magendii in
die Cisterna magna röntgenologisch festgestellt werden. Zur Bestimmung der normalen Lage des 4. Ventrikels dient die Linie nach TWINING.
Sie verbindet das Tuberculum sellae mit der Protuberantia occipitalis
interna. Die Mitte dieser Geraden projiziert sich normalerweise in
das Lumen des 4. Ventrikels (s. Abb. 1o).

Auf den *Röntgenaufnahmen im sagittalen Strahlengang* stellt sich der
3. Ventrikel bei nur geringer Kontrastmittelmenge mittelständig und
kreisförmig dar. Bei Verwendung etwas größerer Kontrastmittelmengen
wird die Kontur längsoval, da dann auch die vorderen unteren Anteile
dieser Hirnkammer mit Kontrastmittel gefüllt sind. Der Aquädukt ist
auf den a.-p.-Aufnahmen bei guter Füllung des 3. Ventrikels zum großen

Teil durch diesen verdeckt. Erst bei einer pathologischen seitlichen
Verlagerung fällt er aus dem Schatten der dritten Hirnkammer heraus.
Der Übergang vom Aquädukt in den 4. Ventrikel bildet auf der sagittalen Röntgenaufnahme die Spitze eines Dreiecks, das der Kontur dieser
Hirnkammer entspricht. Seine Basis liegt oberhalb des Hinterhaupts-
loches, die seitlichen Spitzen entsprechen den Recessus laterales.
Kontrastmittelaussparungen können sowohl im seitlichen als auch im
sagittalen Strahlengang auch beim Gesunden zu sehen sein und werden
durch den Plexus chorioideus, den Unterwurm oder die Kleinhirntonsillen hervorgerufen.

# VII. Pathologische Befunde

Die wichtigste Indikation zur Durchführung einer Ventrikulographie
mit positiven Kontrastmitteln ist der Verdacht auf das Vorliegen
eines raumfordernden Prozesses in der hinteren Schädelgrube. Dieser
vom knöchernen Schädelgrund gebildete trichterförmige Raum wird nach
oben vom kaum nachgiebigen Tentorium begrenzt. Infratentorielle
Tumoren führen deshalb schon frühzeitig zu Massenverschiebungen in
Richtung auf den Tentoriumschlitz oder das Hinterhauptsloch. Legt
man von der Spitze des Tentoriums eine frontale Ebene durch das
Hinterhauptsloch, so zeigt sich, daß anfangs die ventral davon gelegenen Prozesse die orale Massenverschiebung bevorzugen und später
zum Hydrocephalus führen, dorsal davon gelegene die caudale Massenverschiebung mit rascherem Eintritt eines Hydrocephalus occlusus.
Ein frühes Auftreten typischer neurologischer Lokalsymptome ist für
den Bereich der hinteren Schädelgrube nur bei direkter Schädigung
von Hirnnerven oder der langen Bahnen zu erwarten. Die übrigen raumfordernden Prozesse führen erst von einer Mindestgröße an, die etwa
dem Komplementärraum (Ventrikel und Cisternen) von 5o cm$^3$ entspricht,
zu einer Dekompensation der Kleinhirnfunktion (157). Bei einem Tumor
dieser Größenordnung besteht jedoch bereits eine erhebliche Behinde-
rung der Liquorpassage, so daß die allgemeine Hirndrucksymptomatik
und Einklemmungserscheinungen im Tentoriumschlitz oder Hinterhauptsloch das klinische Bild verwischen.

Den besten Einblick in die durch die tumorbedingten Massenverschiebungen hervorgerufenen Verlagerungen oder Einengungen der Liquorräume bietet nach unserer Ansicht die Ventrikulographie mit einem
wasserlöslichen positiven Kontrastmittel. Es soll nun versucht werden,
typische Veränderungen in Größe, Form und Lage der dargestellten Hirnkammern (3. Ventrikel, Aquädukt und 4. Ventrikel) herauszuarbeiten
und den verschiedenen Lokalisationen der zugrundeliegenden Prozesse
zuzuordnen. Dabei kann auf Angaben in der Literatur über pneumencephalographische Befunde bei verschiedenartigen intrakraniellen Raum-
forderungen zurückgegriffen werden (1, 93, 154, 137, 91, 77). Angaben
über die diagnostischen Ergebnisse bei Verwendung nicht resorbierbarer jodhaltiger Kontrastmittel beschränken sich meist auf Einzel-
beschreibungen. Größere Zusammenstellungen sind selten (18, 23, 68,
73, 1o5, 119).

Die von uns durchgeführten 258 Ventrikulographien mit positivem Kontrastmittel sind nach der Lokalisation des zugrundeliegenden Prozesses in Diagnosegruppen zusammengestellt worden (s. Tabelle 2).

Tabelle 2. Zusammenstellung der 258 Ventrikulographien mit öligen und wasserlöslichen Kontrastmitteln

| DIAGNOSE | Zahl der Fälle | Duroliopaque/Pantopaque | | | Dimer-X | | |
|---|---|---|---|---|---|---|---|
| | | DIAGNOSE | | | DIAGNOSE | | |
| | | eindeutig | unsicher | nicht zu stellen | eindeutig | unsicher | nicht zu stellen |
| Medialer Kleinhirntumor | 32 | 21 | – | – | 10 | – | 1 |
| Lateraler Kleinhirntumor | 54 | 29 | 1 | 1 | 23 | – | – |
| Tumor im 4. Ventrikel | 13 | 3 | – | 1 | 8 | 1 | – |
| Verschluß am Ausgang d. 4. V. | 11 | 4 | 1 | 1 | 5 | – | – |
| Ponstumor | 7 | 3 | – | – | 4 | – | – |
| Kleinhirnbrückenwinkeltumor | 35 | 20 | – | 1 | 13 | 1 | – |
| Aquäduktstenose | 21 | 6 | – | 2 | 13 | – | – |
| Mittelhirntumor | 25 | 9 | 1 | 1 | 14 | – | – |
| Suprasellärer Tumor | 8 | – | – | – | 8 | – | – |
| Großhirnprozeß | 4 | – | 1 | 1 | 1 | 1 | – |
| Sonstiges | 48 | 9 | 3 | 4 | 31 | 1 | – |
| GESAMT | 258 | 104 | 7 | 12 | 130 | 4 | 1 |

Die Darstellung des Ventrikelsystems erfolgte 123mal mit einer Jodesterverbindung (zunächst Pantopaque, später nur noch Duroliopaque) und in 135 Fällen mit dem resorbierbaren Kontrastmittel Dimer-X (Methylglucaminiocarmat). Die Untersuchungen wurden bei unterschiedlichen Prozessen in der hinteren Schädelgrube und der Umgebung des 3. Ventrikels vorgenommen. In der Häufigkeit überwiegen bei weitem die medialen und lateralen Kleinhirntumoren sowie die raumfordernden Prozesse im Kleinhirnbrückenwinkel. Alle diese Geschwülste rufen früher oder später eine Erweiterung der ersten drei Hirnkammern und des Aquäduktes, zum Teil auch des 4. Ventrikels hervor. Lage und Form des Aquäduktes und des 4. Ventrikels ändern sich in Abhängigkeit von Sitz und Ausdehnung des zugrundeliegenden raumfordernden Prozesses.

## A. Mediale Kleinhirntumoren

Erwartungsgemäß fehlt bei den medial gelegenen Geschwülsten des
Kleinhirns eine seitliche Verlagerung des Aquäduktes und des 4. Ventrikels. Im übrigen führen Tumoren des Kleinhirnwurms zu zwei Gruppen
von jeweils typischen ventrikulographischen Befunden, je nachdem, ob
der Prozeß im oberen oder unteren Anteil des Kleinhirnwurms lokalisiert ist.

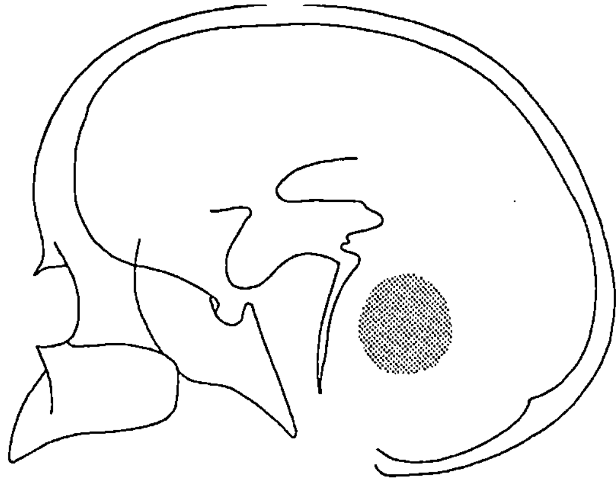

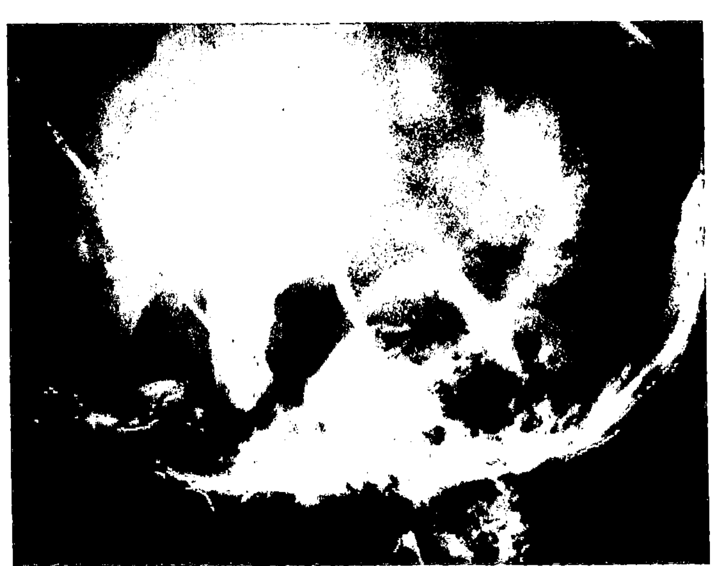

Abb. 11. Ventrikulogramm beim medialen Kleinhirntumor. Typischer
Knick des Aquäduktes mit Verlagerung des 4. Ventrikels zum Clivus
hin. Pat. R.M. Krbl.Nr. 7oo9/72

Bei raumfordernden Prozessen im oberen Teil des Kleinhirnwurms fehlt auf den Röntgenaufnahmen im sagittalen Strahlengang eine seitliche Verlagerung des Aquäduktes. Sein Anfangsteil ist meist erweitert, sein Ausfluß zum 4. Ventrikel jedoch behindert, so daß die Kontrastmittelkontur spitz zuläuft. Der 4. Ventrikel ist durch die Liquorpassagebehinderung im unteren Abschnitt des Aquäduktes meist nicht völlig dargestellt.

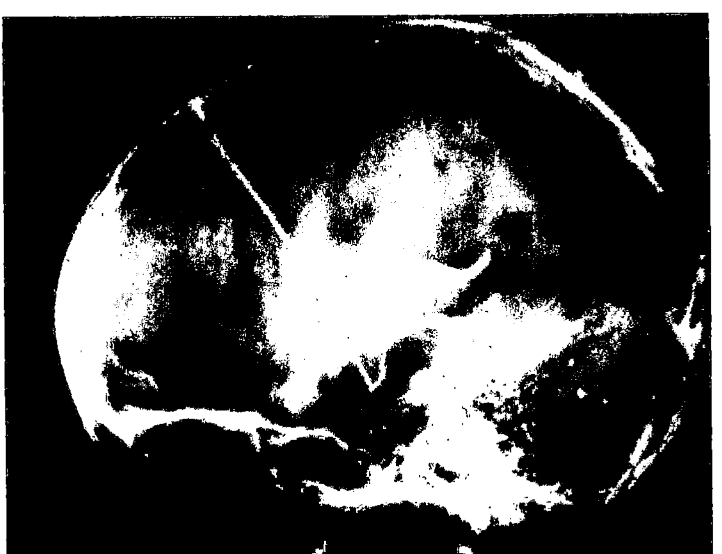

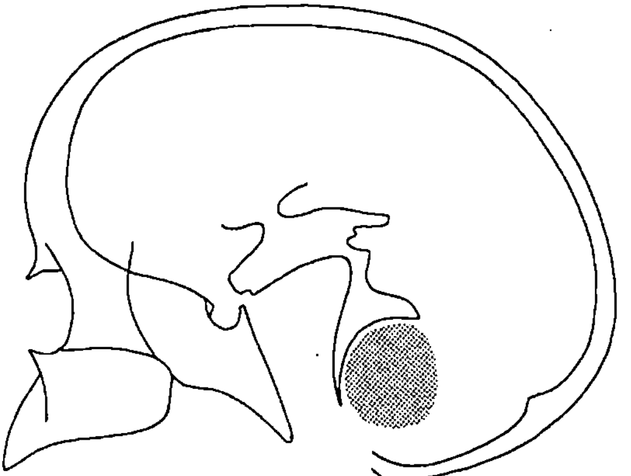

Abb. 12. Ventrikulogramm bei einem medialen Kleinhirntumor im Unterwurm (Ependymom). Aquädukt und 4. Ventrikel sind nach oben gestaucht, die obere Tumorbegrenzung ist sichtbar. Pat. W.L. Krbl. Nr. 5963/71

Auf den seitlichen Röntgenaufnahmen erscheint der hintere Teil des
3. Ventrikels fast immer angehoben - ein Zeichen für die transtentorielle Herniation von Teilen des Oberwurms. Der Boden des
Aquäduktes ist nach dem Abgang aus dem 3. Ventrikel abgeknickt und
sowohl Aquädukt als auch 4. Ventrikel sind zum Clivus hin verlagert
(s. Abb. 11). HILAL et al. (1969) sprechen bei einem solchen Befund
von einem "aditalen" Knick des Aquäduktes, der von ihnen streng
unterschieden wird vom sog. "Aquäduktmittelknick", wie er bei lateralen Kleinhirntumoren auftritt. Bei Verwendung positiver Kontrastmittel hat diese Unterscheidung nicht mehr jene Bedeutung für eine
Differenzierung zwischen medialen und lateralen Kleinhirntumoren wie
früher (33). Das positive Kontrastmittel passiert den verlagerten
Aquädukt viel besser als Luft und läßt bei lateralen Kleinhirntumoren
auf den Ventrikulogrammen im sagittalen Strahlengang praktisch immer
eine Verschiebung nach einer Seite erkennen. Nach unseren Beobachtun-
gen liegt der Knick des Aquäduktes um so näher am Abgang aus dem
3. Ventrikel, je höher und medialer ein Tumor lokalisiert ist. Typi-
sches Beispiel für sehr hoch sitzende mediale Tumoren, die zu einem
"aditalen" Knick des Aquäduktes führen, sind Meningeome des Tentorium-
randes und Gliome der obersten Anteile des Kleinhirnwurmes (92, 121).
Bei Geschwülsten, die von einer Kleinhirnhemisphäre ausgehen und in
den Kleinhirnwurm eingewachsen sind, kommen alle Übergänge zwischen
einem "aditalen" Knick und einem "Aquäduktmittelknick" vor.

Raumfordernde Prozesse im unteren Teil des Kleinhirnwurms führen im
allgemeinen nicht zu einer seitlichen Verlagerung des Aquäduktes und
der vierten Hirnkammer. Der 4. Ventrikel ist meist dargestellt, seine
Kontur verbreitert. Oft wird auch die obere Tumorbegrenzung vom Kontrastmittel dargestellt. Auf den seitlichen Ventrikulogrammen erscheint der Aquädukt erweitert und nach oben gestaucht. Meist findet
sich zusätzlich ein Knick des Aquäduktes nach vorn. Der 4. Ventrikel
ist nach oben verlagert, in seinem unteren Teil wölbt sich oft von
unten und hinten her der vom Kleinhirnwurm ausgehende Tumor vor (s.
Abb. 12), so daß die obere Tumorbegrenzung vom Kontrastmittel umge-
ben wird (154, 68, 1o5).


B. Laterale Kleinhirntumoren


In den Kleinhirnhemisphären gelegene Tumoren führen zu einer seitlichen Verlagerung des Aquäduktes und 4. Ventrikels. Bei Geschwülsten

in den oberen Anteilen der Kleinhirnhemisphären ist der Aquädukt
stärker verlagert als der 4. Ventrikel. Er nimmt dabei die Form eines
Bogens zur gesunden Seite hin an (92). Nicht selten ist die seitliche
Verlagerung des Aquäduktes geringer, als man aufgrund der Befunde
auf den seitlichen Röntgenaufnahmen erwartete (68). Bei Kleinhirn-
hemisphärengeschwülsten, die über den Kleinhirnwurm zur anderen Seite
hin gewachsen sind, kann sie auch völlig fehlen.

Auf den seitlichen Röntgenaufnahmen ist der Aquädukt bei lateralen
Kleinhirntumoren zum Clivus hin verlagert; er ist etwa in Höhe des
Tentoriumschlitzes zwischen den Colliculi superiores und inferiores
der Vierhügelplatte abgeknickt (154, 77). Der 4. Ventrikel füllt
sich leichter als bei medial im Kleinhirnwurm gelegenen Tumoren
(Abb. 13).

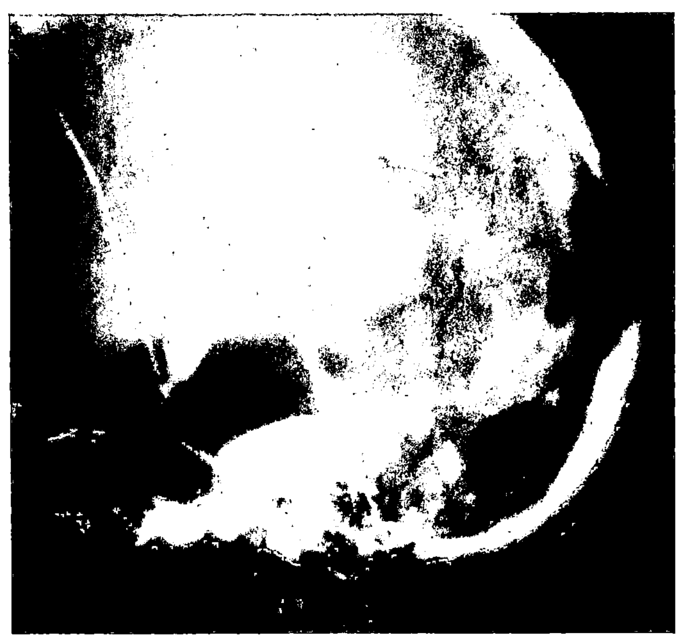

Abb. 13. Ventrikulogramm bei einem lateralen Kleinhirnprozeß. Blutung li. Klinhirnhemisphäre. Pat. G.B. Krbl.Nr. 6832/72


In fast allen Fällen bleibt im seitlichen Bild seine dreieckige
Form erhalten, während diese bei Prozessen in der Mittellinie meist
nicht mehr erkennbar ist (124).

Diagnostische Schwierigkeiten können in seltenen Fällen entstehen, wenn der Hauptteil einer Geschwulst in den vorderen Anteilen einer Kleinhirnhemisphäre liegt. Es fehlt dann der typische Knick des Aquäduktes, dieser kann sogar, wie bei einem Prozeß im Kleinhirnbrückenwinkel, nach hinten und oben verlagert sein. Auch eine Torsion des Bodens der vierten Hirnkammer, wie sie für Kleinhirnbrückenwinkeltumoren typisch ist, kann in solchen Fällen zustande kommen (27). Eine Unterscheidung allein aufgrund des Ventrikulogramms ist dann oft nicht möglich. Hier werden aber der klinische Befund (Acusticus- und Vestibularisprüfung, Eiweißgehalt des Liquors) und spezielle Röntgenaufnahmen des Felsenbeins die präoperative Artdiagnose stellen lassen. Auf die Bedeutung der Form des Aquäduktknicks für die Entscheidung, ob ein Kleinhirnhemisphären-Tumor in den Kleinhirnwurm eingewachsen ist, wurde weiter oben eingegangen.

## C. Tumoren des 4. Ventrikels

Bei den intraventriculären Tumoren der vierten Hirnkammer handelt es sich vorwiegend um Ependymome und Plexuspapillome, aber auch andere Geschwulstarten, wie Spongioblastome, Medulloblastome und Meningeome können ihren Ausgang vom Boden des 4. Ventrikels nehmen. Von diesen eigentlichen Ventrikeltumoren müssen nach ihren ventrikulographischen Befunden Tumoren abgegrenzt werden, die von den Kleinhirnhemisphären oder dem Kleinhirnwurm ausgehen und sich sekundär in den 4. Ventrikel vorwölben (33, 73, 92). Diese Differenzierung ist für die Planung und Durchführung eines operativen Eingriffes von großer Bedeutung.

Auf die ventrikulographischen Befunde bei Tumoren, die sich vom Kleinhirnwurm aus in den 4. Ventrikel vorwölben, wurde weiter oben eingegangen (s. Abb. 12). Das typische Bild eines echten ventriculären Tumors, zum Beispiel eines Ependymoms, ist eine im erweiterten 4. Ventrikel liegende, vom Kontrastmittel umgebene Tumorkontur (s. Abb. 14).

Die Tumorbegrenzung ist in den meisten Fällen (Ependymome, Papillome) unregelmäßig, kann aber auch (z.B. bei einem Meningeom) glatt sein. Der 4. Ventrikel ist auf den seitlichen Aufnahmen nach hinten und oben verlagert, der Aquädukt nach oben gestaucht (154, 18). Der Ausgang des 4. Ventrikels ist in den meisten Fällen verschlossen. Die Röntgenaufnahmen im sagittalen Strahlengang zeigen unterschiedliche Befunde. Bei medialem Sitz des Tumors kommt häufig eine Kappenform der unteren Kontrastmittelbegrenzung zustande. Liegt die Geschwulst asymmetrisch, ist der 4. Ventrikel verkippt und leicht zu einer Seite hin verlagert.

## D. Verschluß am Ausgang des 4. Ventrikels

Membranöse Verschlüsse am Ausgang des 4. Ventrikels sind meist Folge
einer abgelaufenen Meningitis oder Subarachnoidalblutung. Sie führen
zu einer stark ausgeprägten Erweiterung aller Hirnkammern einschließlich des Aquäduktes und des 4. Ventrikels.

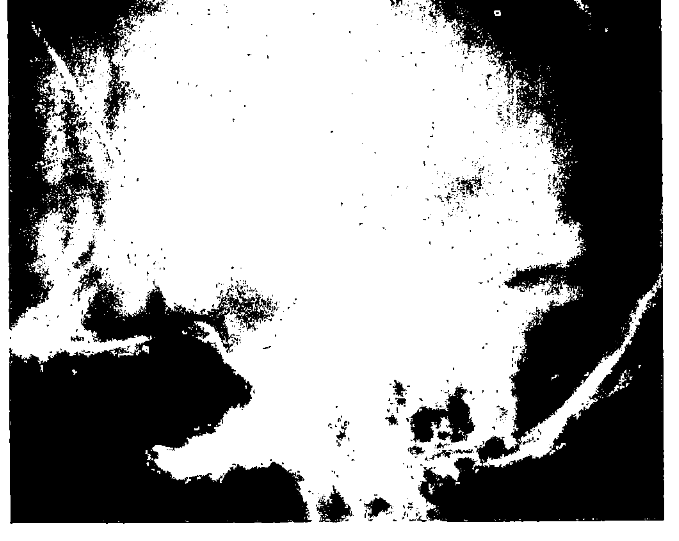

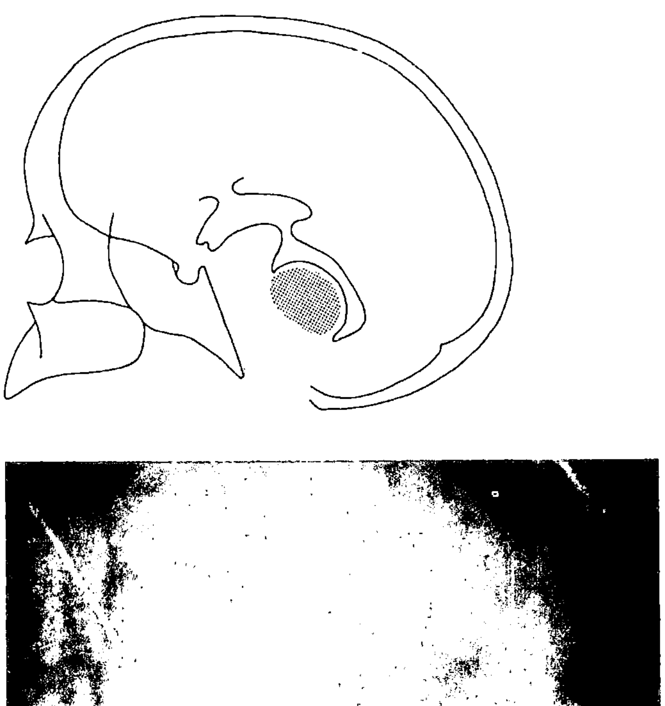

Abb. 14. Ventrikulographie bei einem von der Rautengrube ausgehenden
Ependymom. Die Tumorkontur im 4. Ventrikel ist erkennbar. Pat. H.S.
Krbl. Nr. 6932/72

Auf den seitlichen Aufnahmen hat der 4. Ventrikel die Form eines
großen Dreiecks. Infolge der starken Erweiterung erscheint der Boden

des 4. Ventrikels oft etwas nach vorn verlagert (154, 68). In die
große Cisterne gelangt das Kontrastmittel auch nach längerer Zeit
nicht (s. Abb. 15). Auf den a.-p.-Aufnahmen fehlt eine seitliche
Verlagerung des stark erweiterten Aquäduktes und 4. Ventrikels. Der
4. Ventrikel hat die Form eines gleichschenkligen Dreiecks mit der
Basis über dem Hinterhauptsloch (s. Abb. 16).

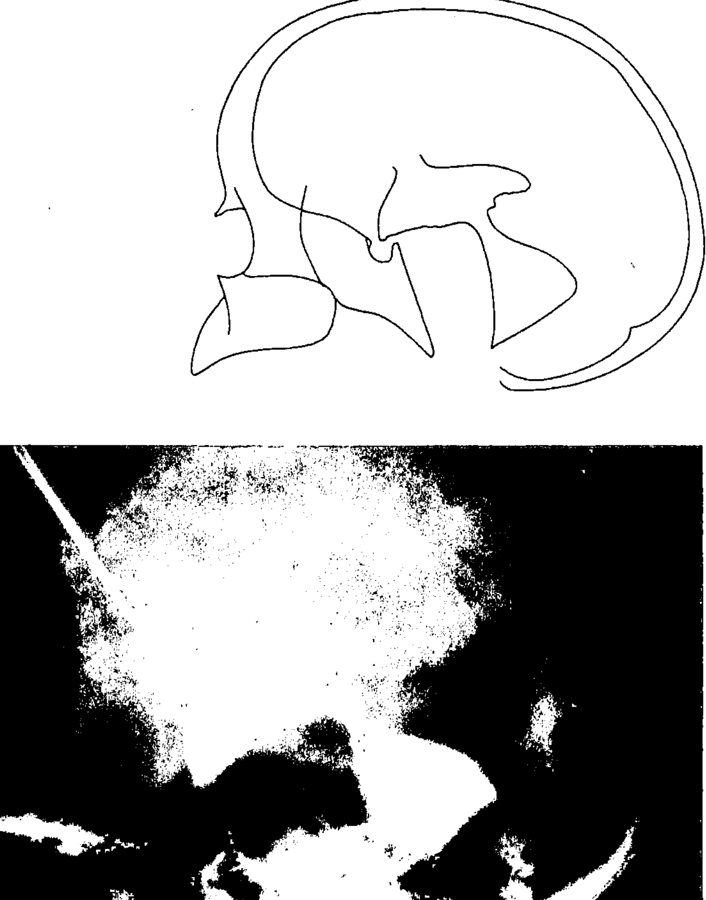

Abb. 15. Membranöser Verschluß am Ausgang des 4. Ventrikels. Starke
Erweiterung aller dargestellten Ventrikelabschnitte. Pat. J.Sch.
Krbl.Nr. 6483/71

Bei Arachnitiden nach operativen Eingriffen im Bereich der hinteren
Schädelgrube hängt der ventrikulographische Befund davon ab, ob der
4. Ventrikel bei der Operation eröffnet wurde oder nicht. Im ersten
Fall entsprechen die Veränderungen den oben beschriebenen nach Meningitis oder Subarachnoidalblutungen. Nach Eröffnung des 4. Ventrikels

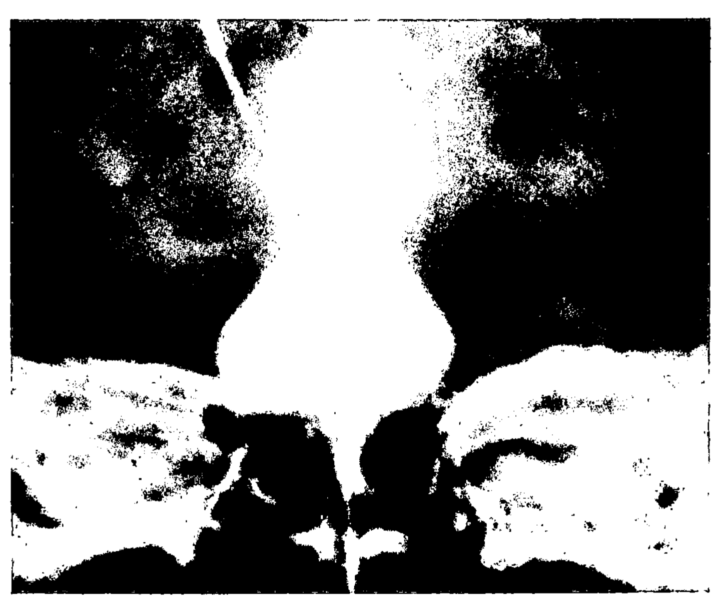

Abb. 16. Membranöser Verschluß am Ausgang des 4. Ventrikels (Ventrikulogramm im sagittalen Strahlengang). Stark erweitertes Ventrikelsystem ohne Verlagerung. Pat. J. Sch. Krbl.Nr. 6483/71

kommen sehr unterschiedliche Bilder zustande; der erweiterte 4. Ventrikel steht dann in Verbindung mit der großen Cisterne oder einer
Tumorresektionshöhle (68).

Von diesen nicht tumorösen Verschlüssen am Ausgang des 4. Ventrikels
müssen die durch Geschwülste der unteren Kleinhirnabschnitte oder des
verlängerten Marks bedingten unterschieden werden. In solchen Fällen
besteht ebenfalls eine Erweiterung des gesamten Ventrikelsystems,
der 4. Ventrikel ist jedoch nach oben verlagert und der Aquädukt gestaucht. Je nach Lokalisation des raumfordernden Prozesses kann der
untere Abschnitt des 4. Ventrikels nach vorn oder nach hinten verlagert sein. Auch die Aufnahmen im sagittalen Strahlengang zeigen oft

eine leichte Asymmetrie des Aquäduktes und 4. Ventrikels, wenn die
Geschwulst nicht genau in der Mittellinie liegt.


## E. Ponstumoren

Das wichtigste ventrikulographische Kennzeichen der Ponstumoren ist
der bogenförmige Verlauf von Aquädukt und 4. Ventrikel, die dorsal
über dem Tumor ausgespannt sind (77).

Von LYSHOLM (1935) und SUTTON (1953) wurde der Versuch unternommen,
ein ventrikulographisches Syndrom der Brückentumoren herauszuarbeiten.
SUTTON hat folgende charakteristische Befunde genannt:

1. Eine Aufwärtsverlagerung des hinteren Teils des 3. Ventrikels im
   seitlichen Röntgenbild (s. Abb. 17).
2. Eine bogenförmige Aufwärts- und Rückwärtsverlagerung von Aquädukt
   und 4. Ventrikel im seitlichen Bild (s. Abb. 17).
3. Keine oder nur geringe seitliche Verlagerung von Aquädukt und
   4. Ventrikel im sagittalen Strahlengang.
4. Eine Erweiterung der Seitenventrikel fehlt oder ist nur sehr gering ausgebildet.

Für die Frühdiagnose spielen außerdem Veränderungen am 4. Ventrikel
eine wichtige Rolle. Auf den seitlichen Aufnahmen kann bei beginnenden
Ponstumoren eine Verminderung des Abstandes zwischen Rautengrube
und Fastigium der erste Hinweis sein. Im sagittalen Strahlengang
fällt auf, daß der 4. Ventrikel durch die tumorbedingte Abflachung
verbreitert wirkt (1o5, 161). In Zweifelsfällen sind die von LYSHOLM
und TWINING (s. Abb. 1o) angegebenen Meßpunkte zur Beurteilung der
Lage von Aquädukt und 4. Ventrikel heranzuziehen.

Auf den seitlichen Röntgenaufnahmen können Brückentumoren, präpontine
Geschwülste und Kleinhirnbrückenwinkeltumoren sehr ähnliche Verlagerungen des Ventrikelsystems hervorrufen. Eine Differentialdiagnose
ist allein aus dem Ventrikulogramm nicht immer möglich. Allerdings
fehlt im sagittalen Strahlengang bei den Ponstumoren fast immer die
seitliche Verlagerung von Aquädukt und 4. Ventrikel. Von LINDGREN
(1954) stammt der Hinweis, daß bei asymmetrischen Ponstumoren die
Seitenverlagerung von Aquädukt und 4. Ventrikel im Verhältnis zur
Dorsalverschiebung gering ist, während bei Tumoren im Kleinhirnbrückenwinkel das Umgekehrte zutrifft.

Für die Unterscheidung zwischen Clivustumor und Ponstumor spielt die
Vertebralisangiographie eine wichtige Rolle. Während die Arteria
basilaris durch einen Clivustumor nach hinten und oben verlagert
wird, erscheint sie beim Ponstumor an den Clivus angepreßt (138).

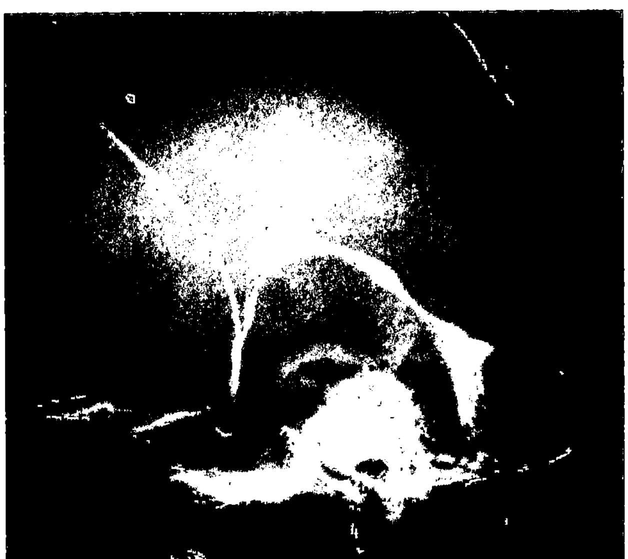

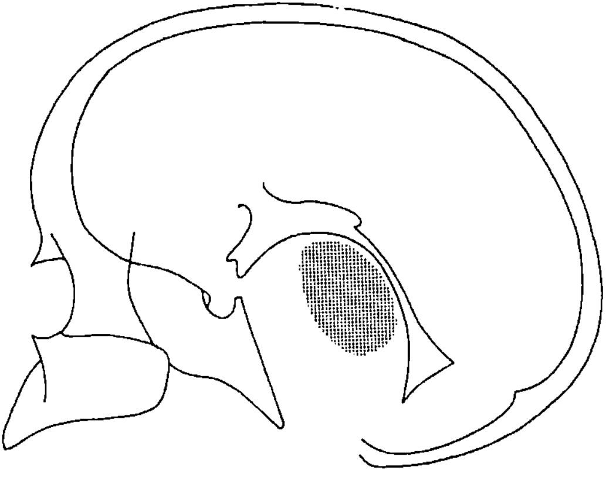

Abb. 17. Ventrikulographischer Befund bei einem Ponstumor. Bogenförmige Verlagerung von Aquädukt und 4. Ventrikel nach oben und
hinten. Pat. U.P. Krbl.Nr. 6953/72

Da bei den Brückentumoren gewöhnlich keine stärkere Ventrikelerweiterung und somit keine wesentliche Steigerung des intrakraniellen
Druckes vorliegt, kommt der Luftdarstellung für die Differential-

diagnose der Ponstumoren die größte Bedeutung zu. Besonderes Augen-
merk muß den Cisternen gewidmet werden. Beim Ponstumor ist die präpontine Cisterne zum Clivus hin eingeengt oder nicht gefüllt. Geschwülste, die vom Clivus ausgehen, verlagern die präpontine Cisterne
nach oben und hinten.

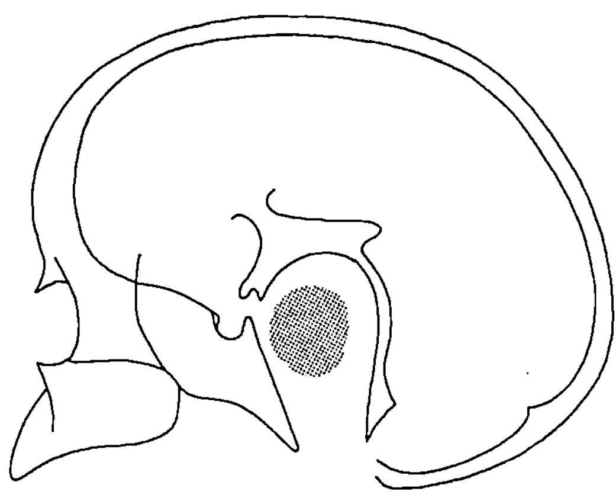

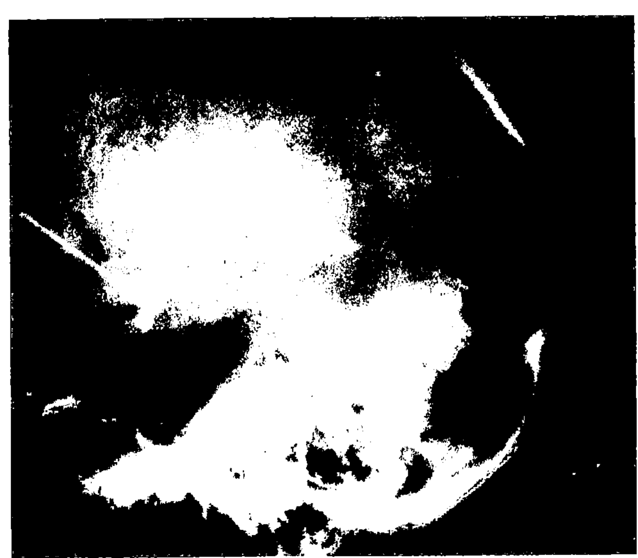

Abb. 18. Ventrikulographischer Befund bei einem nach oben entwickelten
Kleinhirnbrückenwinkeltumor. Aquädukt und 4. Ventrikel sind nach oben
und hinten verlagert. Pat. J.F. Krbl.Nr. 68o9/71

## F. Kleinhirnbrückenwinkeltumoren

Bei den extracerebellären Tumoren des Kleinhirnbrückenwinkels handelt
es sich vorwiegend um Neurinome des achten Hirnnerven, seltener um
Meningeome oder Epidermoide. Sie führen im Ventrikulogramm zu einer
seitlichen Verlagerung von Aquädukt und 4. Ventrikel. Neben dieser
Verlagerung kommt es in den meisten Fällen auch zu einer Rotation
der vierten Hirnkammer um ihre Längsachse (154, 18). Bei den gelegentlich doppelseitig auftretenden Acusticusneurinomen können Aquädukt
und 4. Ventrikel allerdings auch mittelständig sein.

Auf den Aufnahmen im seitlichen Strahlengang sind Aquädukt und 4.
Ventrikel gewöhnlich nach oben und hinten verlagert (s. Abb. 18).
Der Befund kann demjenigen bei Ponstumoren gleichen (s.o.). Je nach
Wachstumsrichtung des Tumors nach medial oben oder medial unten ist
entweder der Aquädukt oder der 4. Ventrikel stärker verlagert. Im
letzteren Fall kommt es zu einer pferdeschweifähnlichen Form des
Aquäduktes (s. Abb. 19). Auch auf den seitlichen Ventrikulogrammen

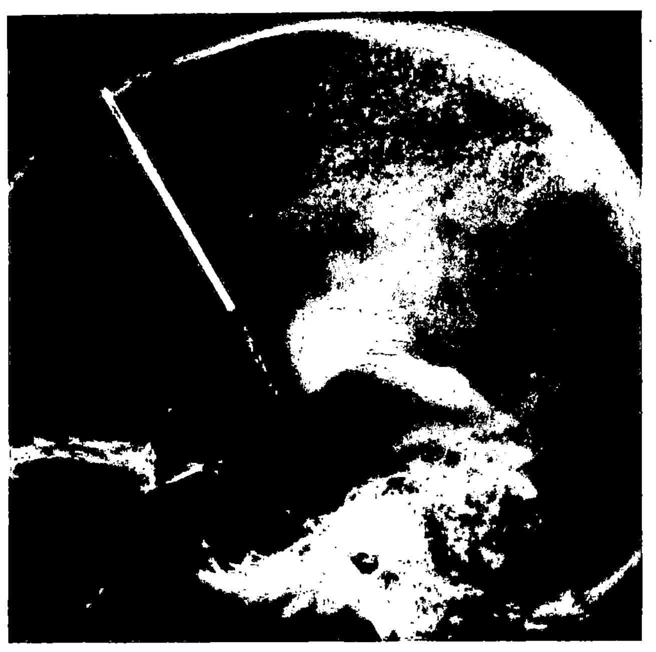

Abb. 19. Ventrikulographischer Befund bei einem nach medial-unten
entwickelten Kleinhirnbrückenwinkeltumor. Pferdeschweifähnliche Form
von Aquädukt und 4. Ventrikel. Pat. R.W. Krbl.Nr. 9151/73

ist in den meisten Fällen die Rotation des 4. Ventrikels um seine
Längsachse zu erkennen. Der Boden dieser Hirnkammer ist dabei zum
Tumor hingewendet (154). Die beiden Recessus laterales projizieren
sich dann nicht mehr aufeinander, sondern werden durch die Ver-
drehung getrennt sichtbar. Bei außergewöhnlich großen, nach hinten
entwickelten Kleinhirnbrückenwinkeltumoren kann ein den Kleinhirntumoren ähnliches Bild entstehen. Der Aquädukt zeigt dann einen Knick
zwischen den Colliculi superiores und inferiores der Vierhügelplatte.

Für die Differentialdiagnose Kleinhirnbrückenwinkeltumor – Ponstumor –
Clivustumor sind die Aufnahmen im sagittalen Strahlengang von besonderer Bedeutung (s.o.); in manchen Fällen gelingt die Unterscheidung
durch die Vertebralisangiographie oder die Cisternendarstellung mit
Luft.


## G. Aquäduktstenose

Der Einteilung von ZÜLCH (1958) folgend, können die "primären"
Aquäduktverschlüsse, bei denen das Lumen durch eine Mißbildung, ein
entzündliches Gewebe oder einen Tumor örtlich verlegt wird, von den
"sekundären" Verschlüssen getrennt werden. Die "sekundären" Verschlüsse durch Tumoren in der Nachbarschaft oder Massenverschiebungen sind teilweise bei den raumfordernden Prozessen der hinteren
Schädelgrube abgehandelt worden und sollen hier außer acht bleiben.

Die folgende Zusammenstellung der einzelnen Formen der Aquäduktstenose kann als Grundlage für die weitere Besprechung der ventrikulographischen Befunde dienen.

1. Aquäduktstenosen durch Mißbildung

   a) Die kongenitale Stenose
      (Es handelt sich um eine abnorme Verengung des Lumens ohne er-
      hebliche proliferative Veränderungen des Ependyms bzw. der
      subependymalen Glia).

   b) Die Verzweigung des Aquäduktes
      (Es bestehen zwei Lumina, von denen das eine, gefältelt und
      verengt, die Ventrikel verbindet, das andere blind im Gewebe
      endet. "Forking-aqueduct" von D. RUSSEL, 1949).

   c) Die transversale Septumbildung
      (Der Aquädukt wird an seinem vorderen oder hinteren Ende von
      einer dünnen Membran abgeschlossen, die offenbar nicht auf ent-
      zündliche oder gliotische Vorgänge zurückgeht).

2. Aquäduktstenosen durch Entzündung

   a) Die akuten eitrigen Verschlüsse (z.B. bei Meningitis, Hirn-
      absceß, offener infizierter Hirnverletzung).

   b) Die Aquäduktgliose
      (ZÜLCH nimmt dafür in allen Fällen eine entzündliche Genese an).

3. Aquäduktstenosen durch Tumoren
   (Tumoren, die von der unmittelbaren Umgebung des Aquäduktes ausgehen; meist Astrocytome und Spongioblastome, d.h. langsam wach-
   sende Geschwülste).

Die ventrikulographischen Befunde bei Patienten mit Aquäduktstenose
sind, wie bei der unterschiedlichen Ätiologie zu erwarten, sehr viel-
fältig. PAINE und McKISSOCK (1955) unterscheiden vier Gruppen von

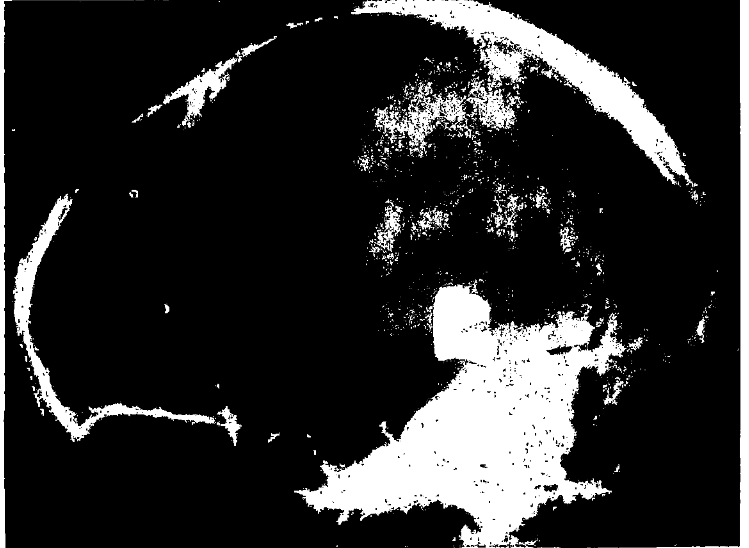

Abb. 2o. Ventrikulographischer Befund bei einem membranösen Aquäduktverschluß (öliges Kontrastmittel, Duroliopaque). Pat. J.S., Krbl.Nr.
2693/68

Befunden: 1. den partiellen Verschluß; 2. den trichterförmigen Aquädukt; 3. den kolbenförmigen Aquädukt und 4. die Atresie des Aquäduktes.
Nach ihrer Ansicht sind die ersten drei Typen pathognomonisch für
einen nicht tumorösen Verschluß, jedenfalls, wenn im a.-p.-Bild keine
seitliche Verlagerung besteht. SCHECHTER und ZINNGESSER (1967) haben
in ihrer Zusammenstellung von 88 Patienten mit Aquäduktstenosen ver-

schiedener Ätiologie sogar 7 unterschiedliche Befunde beschrieben.
Eine sichere Zuordnung der einzelnen Befunde zu den verschiedenen
Arten der Aquäduktstenose ist nicht immer möglich. Ein membranöser,
anlagebedingter Verschluß des Aquäduktes ist allerdings meist durch
den typischen ventrikulographischen Befund zu erkennen (s. Abb. 2o).
Allgemein läßt sich sagen, daß für den nicht tumorösen Verschluß
eine starke Erweiterung der ersten drei Hirnkammern typisch ist. Auf-
fällig erscheint dabei oft eine maximale Ausweitung des Recessus
suprapinealis (s. Abb. 21). Es kann in diesen Fällen sogar zu einer
Ruptur der Ventrikelwand kommen. TORKILDSEN (1948) fand unter fünf
Fällen von Ventrikelruptur bei Patienten mit Aquäduktstenose zweimal
die Perforationsöffnung in der hinteren Wand des 3. Ventrikels; über
einen weiteren Fall haben SCHECHTER und ZINNGESSER (1967) berichtet.
Wir konnten bei einem unserer Patienten mit einer entzündlich bedingten Aquäduktstenose während der Ventrikulographie beobachten,
wie sich das wasserlösliche Kontrastmittel aus dem erweiterten Recessus suprapinealis in die Cisterne entleerte (s. Abb. 21).

Für das therapeutische Vorgehen ist die Unterscheidung zwischen tumoröser und nicht tumoröser Aquäduktstenose wichtig. In diesem Zusammenhang muß besonders auf Kaliberunregelmäßigkeiten des Aqäduktes
geachtet werden. Sie sprechen auch bei fehlender Verlagerung für das
Vorliegen eines Neoplasma. Andererseits kann aber durch das Fehlen
solcher Kaliberunregelmäßigkeiten ein Tumor nicht sicher ausgeschlossen werden. In diesen Fällen kann oft die Luft-Cisternographie noch
weiterhelfen.

Bei der Verwendung von öligem Kontrastmittel (z.B. Jodester) sollten
nach Feststellung einer Aquäduktstenose in jedem Fall nach längeren
Zeitabständen Kontroll-Röntgenaufnahmen angefertigt werden, da oft
einzelne Kontrastmitteltropfen nach mehreren Stunden die Engstelle
passieren. Bei Verwendung wasserlöslicher Kontrastmittel wird die
Engstelle leichter dargestellt, da diese, wie der Liquor, häufig die
Stenose noch passieren, während Luft oder öliges Kontrastmittel das
nicht vermögen.

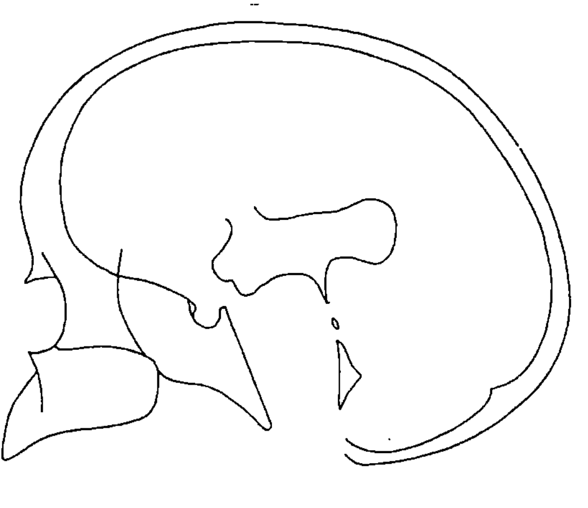

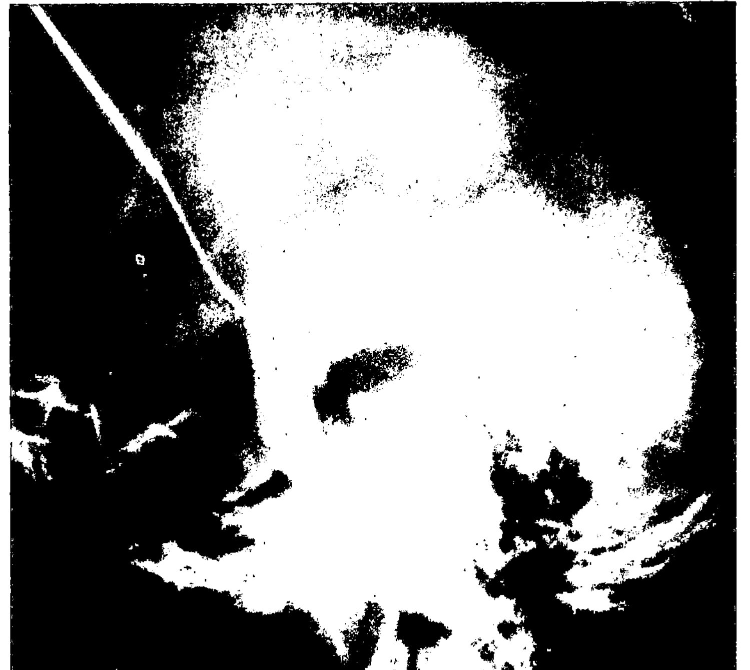

Abb. 21. Ventrikulographischer Befund bei einer Atresie des Aquäduktes. Erhebliche Ausweitung des Recessus suprapinealis mit Kontrastmittelaustritt. Pat. H.R. Krbl.Nr. 6475/71

## H. Tumoren im Bereich des hinteren Teiles des 3. Ventrikels

Neben Ependymomen als echten intraventriculären Tumoren handelt es sich vor allem um Geschwülste, die sich von der hinteren Wand des 3. Ventrikels her in dessen Lumen vorwölben (Pinealome und Pineo-

blastome, Spongioblastome der Vierhügelregion). In diesem Zusammenhang sollen auch die Thalamustumoren besprochen werden, die sich
gegen den 3. Ventrikel von der Seite her vorwölben. Meist handelt
es sich um Oligodendrogliome oder Astrocytome.

Die von der Pinealisgegend ausgehenden Tumoren wachsen in Richtung
des geringsten Widerstandes nach vorn in den 3. Ventrikel, da die
Ausbreitung nach oben durch den Balken und die Falx behindert wird.
Früher oder später kommt es zu einer Kompression des Aquäduktes von
oben her und damit zur Liquorpassagestörung (154). Röntgenologisch
und echoencephalographisch findet sich dann ein Hydrocephalus der
ersten drei Hirnkammern.

Im seitlichen Ventrikulogramm führen die Geschwülste der Pinealis-
und Vierhügelgegend zu einem Füllungsdefekt im hinteren Teil des
3. Ventrikels. Dieser Tumorschatten kann glatt oder höckerig begrenzt sein. Der vordere Teil des 3. Ventrikels ist gut dargestellt
(92, 77, 75, 161). Beim Vorliegen eines Pinealoms ist der Recessus
suprapinealis meist obliteriert. Zwischen oberer Tumorbegrenzung
und Dach des 3. Ventrikels kann jedoch ein spaltförmiger Raum entstehen und einen Pseudorecessus bilden (154). Bei Verwendung eines
positiven Kontrastmittels ist oft auch auf den Aufnahmen im sagittalen Strahlengang eine runde Kontrastmittelaussparung im 3. Ventrikel
sichtbar, solange nur relativ wenig Kontrastmittel injiziert wird
("Pelotteneffekt"). Besonders bei den Tumoren der Vierhügelregion
ist der Anfangsteil des Aquäduktes herabgedrängt und verläuft auf
den seitlichen Aufnahmen dadurch fast gerade (s. Abb. 22). Bei den
"anisomorphen" Pinealomen (17o) kommt es nicht selten zur Bildung
von Abtropfmetastasen, die meist im Recessus infundibuli lokalisiert
sind. Ein Füllungsdefekt in diesem Bereich beim Vorliegen eines
Pinealistumors darf deshalb nicht übersehen werden (sog. "ektopische"
Pinealome, (66)).

Die vom Thalamus ausgehenden Tumoren engen den 3. Ventrikel von der
Seite und von unten her ein. Dabei kann es zu einem Verschluß des
Aquäduktes mit nachfolgendem Hydrocephalus der ersten drei Hirnkammern kommen. Auf den a.-p.-Aufnahmen ist der 3. Ventrikel von der
Tumorseite her eingedellt und meist auch deutlich zur Gegenseite
verschoben. Die Aufnahmen im seitlichen Strahlengang zeigen einen
meist glatt begrenzten Kontrastmitteldefekt im hinteren Teil der

dritten Hirnkammer. Die durch Thalamustumoren an den Seitenventrikeln hervorgerufenen Veränderungen sollen hier nicht besprochen werden.

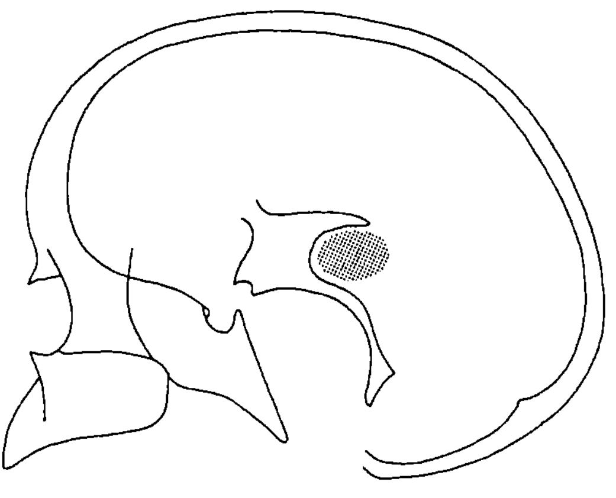

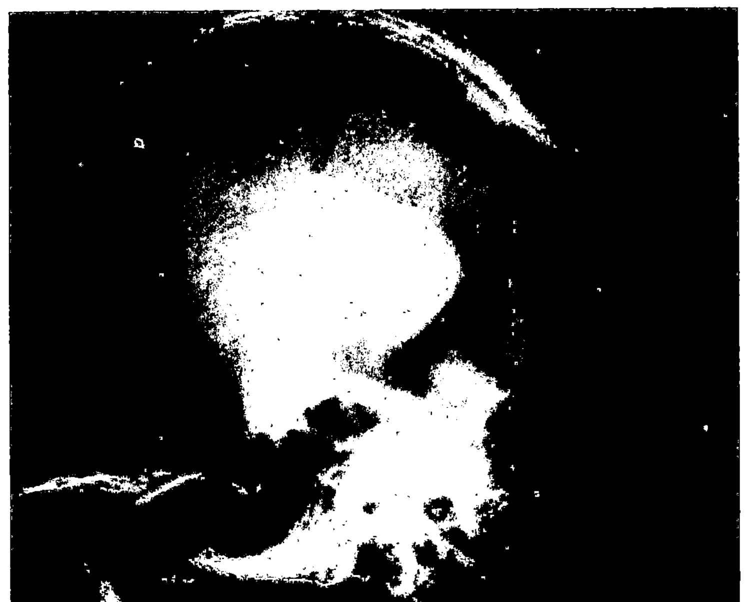

Abb. 22. Ventrikulographischer Befund bei einem Mittelhirntumor. Füllungsdefekt im hinteren Teil des 3. Ventrikels; der Anfangsteil des Aquäduktes ist nach unten verlagert. Pat. M.B. Krbl.Nr. 6811/71

## I. Supraselläre Tumoren

Die suprasellär gelegenen Geschwülste wachsen meist langsam und führen erst spät durch Störung der Liquorpassage im Bereich der Foramina
Monroi zu einer Erweiterung der Seitenventrikel. Es handelt sich vorwiegend um Hypophysenadenome, Craniopharyngeome, Spongioblastome
des Hypothalamus bzw. des Chiasma, Meningeome des Tuberculum sellae
und seltener um Liquormetastasen anderer Tumoren (17o).

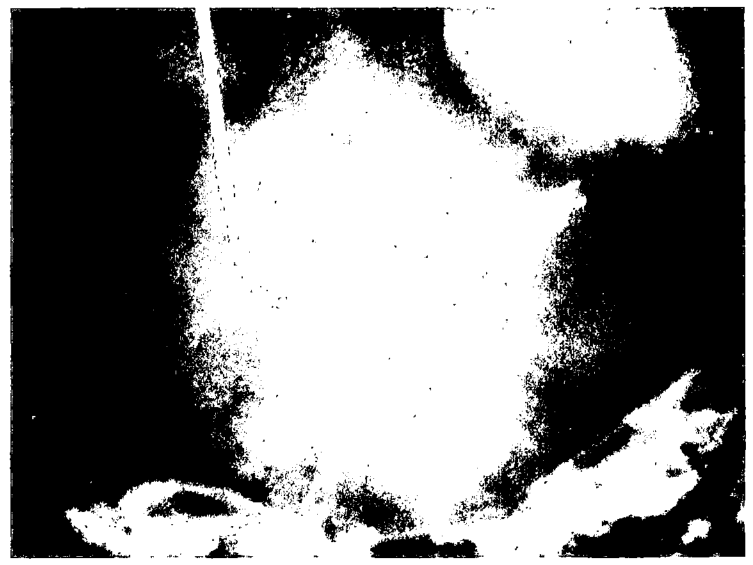

Abb. 23. Sichelförmige Darstellung des 3. Ventrikels bei einem
Spongioblastom im vorderen Teil dieser Hirnkammer. Pat. A.E. Krbl.
Nr. 68o3/71

Supraselläre Tumoren führen zu einer Verlagerung des 3. Ventrikels
nach rückwärts und aufwärts. Die Geschwulst selbst bildet eine
Kontur im vorderen unteren Teil des 3. Ventrikels (s. Abb. 24), wo-
durch die normale "Fischmaulform" verloren geht. Auch auf den Aufnahmen im sagittalen Strahlengang ist in den meisten Fällen die runde
Kontrastmittelaussparung zu erkennen. Mit einem Katheter gelingt es
oft, auch in einen nur noch spaltförmigen 3. Ventrikel vorzudringen
und Kontrastmittel zu injizieren (s. Abb. 23).

Während die Ventrikulographie mit positiven Kontrastmitteln im allgemeinen in Rückenlage durchgeführt wird, empfiehlt es sich, beim Verdacht auf das Vorliegen eines suprasellären Prozesses die Untersuchung in Bauchlage vorzunehmen. Das spezifisch schwerere Kontrastmittel sammelt sich dann besser in den vorderen Abschnitten des 3. Ventrikels an (s. Abb. 24).

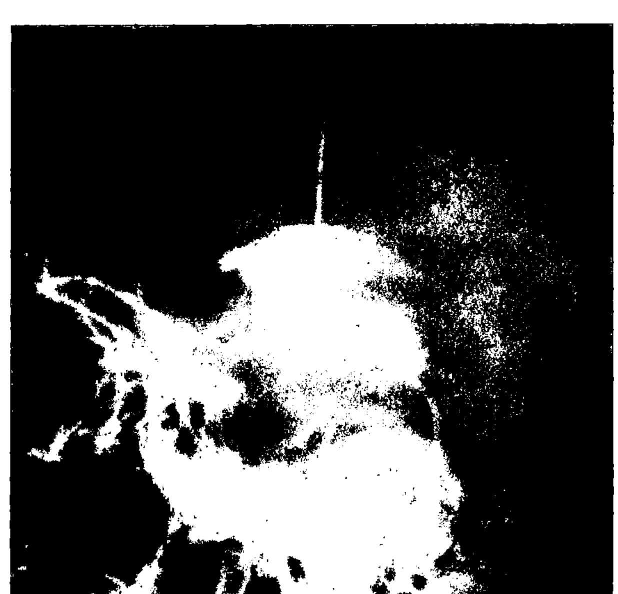

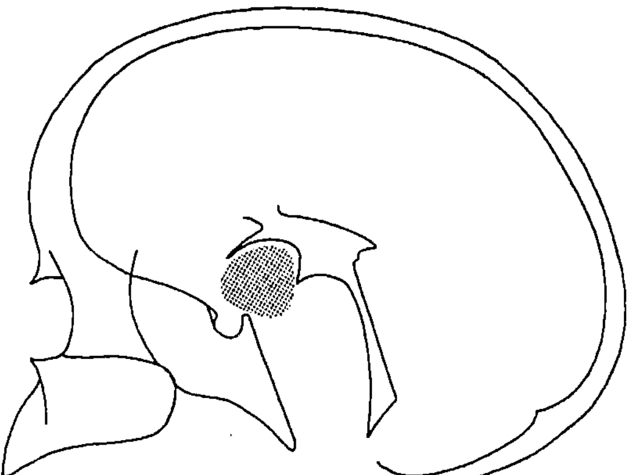

Abb. 24. Suprasellär entwickeltes Hypophysenadenom. Tumorkontur im vorderen Teil des 3. Ventrikels. Pat. T.Sch. Krbl.Nr. 6974/72

Wird der Kopf dabei deflektiert, so kommt es trotzdem zu einer ausreichenden Darstellung des hinteren Teils des 3. Ventrikels und des Aquäduktes. Bei ausgedehnten suprasellären Tumoren können der hintere Teil des 3. Ventrikels und der Aquädukt nach hinten und oben verlagert sein.

# VIII. Klinische Ergebnisse

Es wurden 258 Patienten mit positiven Kontrastmitteln ventrikulographiert, davon 123 mit Duroliopaque bzw. Pantopaque und 135 mit Dimer-X. Eine Zusammenstellung dieser Fälle gibt die Tabelle 2 wieder. Jeweils gesondert für öliges und wasserlösliches Kontrastmittel wurde untersucht, ob durch die ventrikulographische Darstellung eine Lokalisierung des raumfordernden Prozesses möglich war oder nicht. Es ergab sich dabei, daß von insgesamt 258 Ventrikulographien in 24 Fällen keine sichere Lokaldiagnose gelang.

In unserer Zusammenstellung zeigt sich ein deutlicher Unterschied für die diagnostische Sicherheit zwischen öligem und wasserlöslichem Kontrastmittel, bei dem nur in 5 von 135 Fällen keine genaue Diagnose möglich war. Der Grund liegt sicher darin, daß sich das wasserlösliche Kontrastmittel mit dem Liquor mischt und so das gesamte unterhalb der Injektionsstelle gelegene Ventrikelsystem darstellt. Bei Verwendung eines öligen Kontrastmittels ist dagegen zum einen die eingebrachte Menge kleiner, zum anderen fehlt die Vermischung mit dem Liquor, so daß oft keine kontinuierliche Darstellung des medialen Ventrikelsystems gelingt, weil das Kontrastmittel in einzelne Tropfen zerfällt. In mehreren Fällen gelang es bei der Ventrikulographie mit Jodesterverbindungen nicht, das ölige Kontrastmittel in den 3. Ventrikel einzubringen, so daß die Untersuchung ohne Ergebnis blieb.

Bei einer Zusammenstellung der klinischen Nebenwirkungen der Ventrikulographie mit positiven Kontrastmitteln zeigt sich, daß bei Verwendung öliger Kontrastmittel (Pantopaque und Duroliopaque) nur selten, dafür aber relativ schwere Nebenerscheinungen auftreten, während durch das wasserlösliche Kontrastmittel (Dimer-X) häufiger, dafür aber wesentlich leichtere  Reaktionen hervorgerufen werden.

Bei den 123 Patienten, die mit *öligen Kontrastmitteln* untersucht wurden, kam es in einem Fall zu einer vorübergehenden Steigerung der

Körpertemperatur bis zu 39,8°C. Bei zwei anderen Patienten mit Kleinhirntumoren entwickelte sich im zeitlichen Zusammenhang mit der Ventrikulographie eine erhebliche intrakranielle Drucksteigerung, so
daß eine sofortige Tumorexstirpation mit Wiederherstellung der Liquorpassage notwendig wurde. Es ist nicht sicher, ob ein ursächlicher
Zusammenhang zwischen dieser plötzlichen Verschlechterung des Zustandes und der Ventrikulographie besteht. Immerhin muß aber daran ge-
dacht werden, daß möglicherweise das dickflüssige, ölige Kontrastmittel den ohnehin durch die Geschwulst stark eingeengten Aquädukt
bzw. den 4. Ventrikel vollständig verstopft hat. Auf diese Gefahr
hat LYSHOLM schon 1935 hingewiesen und aus diesem Grunde in den
folgenden Jahren nur noch selten Lipiodol verwendet.

Bei zwei anderen unserer Patienten war es durch den operativen
Eingriff nicht möglich, eine freie Liquorpassage wiederherzustellen,
weshalb eine liquorableitende Operation über ein Ventil in den
rechten Herzvorhof erfolgte (Spitz-Holter-Drainage). Bei dem einen
Patienten kam es 8 Monate, bei dem anderen 2 1/2 Jahre nach der Ventrikulographie zu einer Funktionsstörung im Bereich des Ventils
selbst. Eine Verstopfung des Ventrikel- oder des Herzkatheters wurde
durch eine operative Revision ausgeschlossen. Wir nehmen an, daß die
Funktion des Ventils durch das dickflüssige ölige Kontrastmittel ge-
stört wurde, wie es auch von LANG und RUSSEL (197o) beschrieben worden ist.

Mit *wasserlöslichem Kontrastmittel* (Dimer-X) wurden 135 Patienten
untersucht. Die Nebenwirkungen waren hier zwar insgesamt häufiger,
aber nicht so ernster Natur wie bei Verwendung öliger Kontrastmittel.
Bei 48 Untersuchten, d.h. in etwa 1/3 der Fälle, traten unerwünschte
Begleiterscheinungen auf. Am häufigsten kam es zu Übelkeit und Er-
brechen unmittelbar im Anschluß an die Untersuchung (44 Patienten).
Dabei scheint die Konzentration des Kontrastmittels im Liquor des
4. Ventrikels und der großen Cisterne von Bedeutung zu sein. Bei
Verwendung kleinerer Kontrastmittelmengen oder bei Bestehen einer
massiven Ventrikelerweiterung trat Erbrechen wesentlich seltener auf.
Wir führten dies auf die in diesen Fällen stärkere Verdünnung des
Kontrastmittels zurück.

Drei Patienten erlitten nach der Ventrikulographie einen Blutdruckabfall, der aber durch entsprechende Behandlung nach kurzer Zeit
überwunden wurde. In drei Fällen beobachteten wir eine mehrere Stun-

den anhaltende Temperaturerhöhung bis 39,5$^\circ$C. Die schwerste Kompli-
kation war das Auftreten generalisierter cerebraler Krämpfe bei einer
Kranken mit Großhirntumor. In diesem Fall war keine zentrale Ventrikulographie über einen Katheter im 3. Ventrikel erfolgt, sondern das
Kontrastmittel wurde über Bohrlöcher unter Verwendung stumpfer
Cushing-Kanülen in beide Vorderhörner eingebracht. Trotz Durchspü-
lung der Kanüle mit Kochsalzlösung kam es infolge des stark erhöhten
intrakraniellen Druckes zu einem röntgenologisch nachweisbaren Aus-
fließen des Kontrastmittels über den Stichkanal in den Subarachnoidalraum und im Anschluß daran zum Auftreten der Krampfanfälle. Nach
intravenöser Gabe von Diazepam (Valium) sistierten die Anfälle und
traten auch später nicht mehr auf.

Wahrscheinlich nicht auf das Kontrastmittel selbst, sondern auf Mani-
pulationen mit dem Katheter im 3. Ventrikel ist eine erhebliche Steigerung der Blutzuckerwerte (bis 4oo mg%) bei einem Kind mit supra-
sellärem Tumor zurückzuführen. Schon am Tage nach der Ventrikulographie hatten sich die Blutzuckerwerte normalisiert.

Die bei den öligen Kontrastmitteln beschriebenen Störungen der Liquor-
passage und der Funktion liquorableitender Ventilsysteme sind bei
Verwendung der sich mit dem Liquor vermischenden wasserlöslichen
Kontrastmittel nicht aufgetreten und auch nicht zu erwarten.

# IX. Schlußfolgerungen

1. Die intraventriculäre Instillation von Methylglucaminiocarmat
(Dimer-X) führt im Tierversuch zu keinen bleibenden histologischen
Veränderungen am Ependym oder an den Hirnhäuten. Bei Katzen treten
im Bereich der basalen Meningen zwischen 3 und 24 Std nach intraventriculärer Kontrastmittelinjektion diskrete Infiltrate von Leukocyten und Lymphocyten auf. Die Veränderungen sind reversibel und
nach Ablauf von 3 Tagen nicht mehr nachweisbar. Auch 5 Wochen nach
der Injektion sind im Bereich des Ependyms und der Meningen keine
histologischen Veränderungen zu erkennen, die auf das Kontrastmittel bezogen werden könnten.

2. Nach intraventriculärer Anwendung der Jodesterverbindungen sind
am Ependym und an den Meningen bleibende histologische Veränderungen
(vorwiegend proliferative mesenchymale Reaktionen) im Tierversuch
beobachtet worden. Diese Substanzen erscheinen daher für die Anwendung beim Menschen weniger geeignet als das resorbierbare Kontrastmittel Dimer-X.

3. Die bei der klinischen Anwendung von Dimer-X zur Ventrikulographie
auftretenden Nebenwirkungen sind mit denen bei der Luftencephalo-
graphie vergleichbar. Es handelt sich im wesentlichen um Übelkeit
und Erbrechen direkt nach der Untersuchung. Die starken Schwankungen
des intrakraniellen Druckes, die bei einer Luftventrikulographie un-
vermeidbar sind und den Patienten gefährden, entfallen bei der Verwendung des positiven Kontrastmittels weitgehend.

4. Die größte Gefahr bei der Ventrikulographie mit positiven resorbierbaren Kontrastmitteln ist das Auftreten cerebraler Krampfanfälle.
Sie entstehen dann, wenn das Kontrastmittel bei der Untersuchung mit
der Hirnrinde in Berührung kommt. Es empfiehlt sich deshalb die Verwendung einer Kanüle mit einem stumpfen Mandrin, durch die nach Punktion des Seitenventrikels ein dünner Kunststoffkatheter in den 3.

Ventrikel vorgeschoben werden kann. Der Katheter soll vor seiner Entfernung mit Kochsalzlösung gespült werden.

5. Die Ventrikulographie mit wasserlöslichen resorbierbaren Kontrastmitteln ist einfach und schnell durchführbar. Nach Anlegen eines frontalen Bohrloches ist zur Einführung des Katheters eine Durchleuchtungseinrichtung erwünscht, aber nicht unbedingt erforderlich. Die Untersuchung ist auch in einfach eingerichteten Röntgenabteilungen möglich; Schichtaufnahmen sind nicht notwendig.

6. Ein wesentlicher Vorteil besteht in der kontrastreichen röntgenologischen Darstellung der oft vom Tumor eingeengten schmalen medialen Hirnkammern. Sie ermöglicht es, für die verschiedenen Tumorlokalisationen typische ventrikulographische Syndrome herauszuarbeiten. Dadurch ergibt sich eine größere Sicherheit in der Diagnostik, die eine Voraussetzung für einen gezielten operativen Eingriff darstellt.

# X. Summary

Central ventriculography with a positive contrast medium has proven
to be a valuable aid in the diagnosis of space-occupying lesions of
the midbrain and posterior fossa. Following a series of animal
experiments with favorable results, a total of 135 patients were
investigated with the new water-soluble contrast medium methylglucamine iocarmate (Dimer-X) which is completely reabsorbed by the
ventricular system. In this way, the medial parts of the ventricular
system which are particularly difficult to demonstrate in the pres-
ence of an adjacent lesion, can be visualized clearly.

The intraventricular instillation of methylglucamine iocarmate (Dimer-X) in animal experiments did not lead in a single case to permanent histological changes in the ependymal lining of the ventricles
or in the meninges. In cats, a circumscribed infiltration of leuko-
cytes and lymphocytes appeared between 3 and 24 hours after the injection of contrast medium into the ventricles. These changes are
reversible and are no longer present after a period of 3 days. No
further changes were observed in the ependymal lining or in the
meninges as long as five weeks after the injection.

In contrast to these findings, similar animal experiments with the
intraventricular injection of iodine esters have led to permanent
histological changes (chiefly proliferative mesenchymal reaction).
These substances therefore appear to be less suitable for use in man
than the resorbable contrast medium Dimer-X.

The side-effects that occur following the clinical application of
Dimer-X at ventriculography are comparable to those of pneumo-ence-
phalography. They consist of nausea and vomiting immediately after
the examination. The marked shifts in intracranial pressure which
are unavoidable with air ventriculography, and which are a real danger to the patient, become negligible when the positive contrast
medium is used.

The greatest danger of ventriculography with positive contrast media is that of cerebral seizures. However, these occur only when the contrast medium comes in contact with the surface of the brain during the investigation. In order to avoid this, the use of a cannula with a blunt stylet is recommended. After cannulation, a thin polyethylene catheter is introduced and advanced into the third ventricle. Before its removal, the catheter should be rinsed with saline solution.

Ventriculography with water-soluble resorbable contrast media is simple and can be performed rapidly. After a frontal burrhole has been made, it is advisable to introduce the catheter under fluoroscopic control, but this is not absolutely necessary. The investigation can be carried out in smaller x-ray departments and tomograms are not necessary.

A great advantage of this method lies in the good radiological visualization of the medial ventricles which have been narrowed by a tumor. This makes it possible to recognize typical ventriculographic syndromes for the various tumor localizations. In this way, greater certainty in the diagnosis can be achieved - and this is the prime condition for an exact operative procedure.

# Literatur


1. ALBRECHT, K.: Zur Röntgendiagnostik des 3. und 4. Ventrikels.
   Zbl. ges. Neurol. Psychiat. _64_, 715-721 (1932).
2. ALBRECHT, K.: Das Risiko bei neurochirurgischen Untersuchungsmethoden. Zbl. Chir. _21_, 2lo7-2113 (1956).
3. ALEXANDER, L., JUNG, T.S., LYMAN, R.S.: Colloidal thorium dioxide:
   its use in intracranial diagnosis and its fate on direct injection
   into brain and ventricles. Arch. Neurol. Psychiat. (Chic.) _32_,
   1143-1158 (1934).
4. ARNELL, S.: Encephalography with solution of contrast salt. Acta
   radiol. (Stockh.) _13_, 43-5o (1932).
5. AZAMBUJA, N., INIGUEZ, R.A., SANDE, M.T., GUELFI, A.G.: Central
   ventriculography. Acta neurol. lat.-amer. _2_, 58-64 (1956).
6. BACKMUND, H., DECKER, K.: Ventrikulographie mit positiven Kontrastmitteln. Fortschr. Röntgenstr. _99_, 173-179 (1963).
7. BALADO, M.: Radiografia del tercer ventriculo mediante la inyeccion
   intraventricular de lipiodol. Arch. argent. neurol. _2_, 69-77 (1928).
8. BALADO, M., CARILLO, R.: Estudio comparativo de los modernos métodos
   de diagnostico neuroquirurgico. Resultados de la yodoventriculografia. Sem. méd. (B.Aires) _1o_, 717-734 (1935).
9. BECKER, H., RADTKE, F.: Eine Methode zur willkürlich steuerbaren
   Luftfüllung der Ventrikel bzw. peripheren Liquorräume. Nervenarzt
   _2o_, 442-455 (1949).
1o. BERGERON, R.T., RUMBAUGH, C.L., FANG, H., CRAVIOTO, H.: Experimen-
    tal pantopaque arachnoiditis in the monkey. Radiology _99_, 95-1o1
    (1971).
11. BINGEL, A.: Encephalographie, eine Methode zur röntgenographi-
    schen Darstellung des Gehirns. Fortschr. Röntgenstr. _28_, 2o5-217
    (1921).
12. BINGEL, A.: Zur Technik der intralumbalen Lufteinblasung insbe-
    sondere zum Zwecke der Encephalographie. Dtsch. med. Wschr. _37_,
    1492-1493 (1921).
13. BLAND, J.E., CLARK, K.: Experience with positive contrast ventri-
    culography. Amer. J. Roentgenol. _1o1_, 147-151 (1967).
14. BRABAND, H., LESSMANN, H.D., WENKER, H.: Experimentelle Untersu-
    chungen über die Elimination und Neurotoxität eines neuen,
    wasserlöslichen Kontrastmittels zur lumbosacralen Myelographie.
    Radiologe _12_, 66-68 (1972).
15. BRAUN, W.: Ventrikulographie mit isolierter Luftfüllung der
    medialen Hirnkammern. Neurochirurgia _13_, 41-44 (197o).
16. BROWN, H.A., CARR, J.L.: The Effect of Lipiodol in the Subarachnoid
    Space. Surg. Gynec. Obstet. _68_, 945-951 (1939).
17. BRUSKIN, J., PROPPER, N.: Experimentelle Myelo-Encephalographie
    an Hunden und über den Einfluß von Jodipin und Lipiodol auf das
    Rückenmark, Gehirn und dessen Häute. Z. ges. exp. Med. _75_,
    34-55 (1931).
18. BULL, J.W.D.: Positive contrast ventriculography. Acta radiol.
    (Stockh.) _34_, 253-268 (195o).

19. BULL, J.W.D.: The indications, contra-indications and possible dangers of positive contrast ventriculography. J. belge Radiol. 5o, 117-12o (1967).
2o. CALABRÓ, A.: Ventriculographie gazeuse du IIIème ventricule de l'aqueduc et du IVème ventricule. Acta radiol. Diagn. 9, 154-159 (1969).
21. CALDERON-GONZALES, R.: Emulsified Contrast Ventriculography in Hydrocephalus. J. Neurosurg. 27, 246-249 (1967).
22. CAMPBELL, R.L., CAMPBELL, J.A., HEIMBURGER, R.F., KALSBECK, J.E., MEALEY, J., Jr.: Ventriculography and myelography with absorbable radiopaque medium. Radiology 82, 286-289 (1964).
23. CARILLO, R.: Yodoventriculografia. Fosa posterior. Buenos Aires: Frascoli u. Bindi 1937.
24. CASTORINA, G., SEVERINI, P.: Über technische und diagnostische Probleme der Pneumencephalographie und Ventrikulographie bei Tumoren der hinteren Schädelgrube. Fortschr. Röntgenstr. 86, 216-221 (1957).
25. CLARK, R.G., MILHORAT, T.H., STANLEY, W.C., DI CHIRO, G.: Experimental pantopaque ventriculography. J. Neurosurg. 34, 387-395 (1971).
26. CONFORTI, P., MINGRINO, S., RAVASINI, R.: La ventriculografia con contrasta opaco (Myodil) emuslsionato. Minerva neurochir. 9, 1o2-111 (1965).
27. CORNELIS, G., DEREYMAEKER, A.: L'iodoventriculographie dans les affections de la fosse postérieure. Acta radiol. Diagn. 1, 828-835 (1963).
28. CORADDU, M., NAPOLEONE, F.: Considerazioni sulla iodoventriculo-grafia nella diagnosis delle lesioni della fossa posteriore e della linea mediana. Minerva radiol. 13, 125-13o (1968).
29. DANDY, W.E.: Ventriculography following the injection of air into cerebral ventricles. Ann. Surg. 68, 5-11 (1918).
3o. DANDY, W.E.: Roentgenography of the brain after the injection of air into the spinal canal. Ann. Surg. 7o, 397-4o3 (1919).
31. DAVIDOFF, L.M., EPSTEIN, B.S.: The abnormal pneumencephalogram. Philadelphia: Lea and Febiger 195o.
32. DAVIES, F.L.: Effects of Unabsorbed Radiographic Contrast Media on the Central Nervous System. Lancet 271, 747-748 (1956).
33. DECKER, K., BACKMUND, H.: Pädiatrische Neuroradiologie. Stutt-gart: Thieme 197o.
34. DI CHIRO, G.: An atlas of detailed normal pneumencephalographic anatomy. Springfield/Ill.: Charles C Thomas 1961.
35. DILENGE, D., DAVID, M., TALAIRACH, J.: A propos des indications et de la technique de l'iodo-ventriculographie. Neuro-chirurgie 6, 347-355 (196o).
36. DOWLING, J.L., BLEASEL, K.F., CAHILL, B.P., MILLER, O.: Positive Contrast Ventriculography. Aust. N.Z.J. Surg. 27, 139-145 (1957).
37. EARLY, C.B., SAYERS, M.P.: Pantopaque Ventriculography in Infants with Myelomeningocele. J. Neurosurg. 22, 474-48o (1965).
38. EPSTEIN, B.S.: The evacuation of Pantopaque from the lumbar Spinal Canal by Siphon Action. Radiology 83, 472-475 (1964).
39. EPSTEIN, B.S., EPSTEIN, J.A.: The cineroentgenographic observation of pantopaque intravasation during myelography. Amer. J. Roent-genol. 94, 576-579 (1965).
4o. ERICKSON, T.C., van BAAREN, H.J.: Late meningeal reaction to ethyl iodophenylundecylate used in myelography; report of case that terminated fatally. J. Amer. med. Ass. 153, 636-639 (1953).
41. FALK, B.: Encephalography in cases of intracranial tumor. Acta radiol. (Stockh.) 4o, 22o-233 (1953).
42. FLÜGEL, F.E.: Beitrag zur Encephalographie bei Tumoren der hinte-ren Schädelgrube. Z. ges.Neurol. Psychiat. 115, 551-566 (1928).

43. FULLENLOVE, T.M.: Venous intravasation during myelography.
Radiology 53, 41o-412 (1949).
44. FUNKQUIST, B., OBEL, N.: Effect at the spinal cord of subarachnoid injection of water-soluble contrast medium. Acta radiol.
(Stockh.) 56, 449-465 (1961).
45. GEILE, G.: Indikationen zur Ventrikulographie mit positiven
Kontrastmitteln. Beitr. Neurochir. Heft 13, 173-179 (1966).
46. GEILE, G.: Form- und Lageveränderungen des hinteren III. Ventrikels und oberen Aquäduktes im Pantopaque-Ventrikulogramm.
Radiologe 9, 22-23 (1969).
47. GEILE, G.: Seriographische Untersuchungen mit der zentralen
Jod-Ventrikulographie bei Tumoren der hinteren Schädelgrube.
Radiologe 9, 499-5o2 (1969).
48. GEILE, G., SPRING, A.: Early reactions in the walls of the third
ventricle after experimental Pantopaque application. Acta Neurochir. (Wien) 2o, 221 (1969).
49. GEILE, G.: Erfahrungen mit der Conray-Ventrikulographie. Radiologe 11, 5-7 (1971).
5o. GLASAUER, F.E.: Pantopaque ventriculography - its diagnostic and
prognostic value. J. Canad. Ass. Radiol. 16, 125-131 (1965).
51. GONSETTE, R., DEREYMAECKER, A., HOU, H., CORNELIS, G.: L'iodoventriculographie. I. Technique, indications, images normales.
Acta neurol. belg. 58, 778-796 (1958).
52. GONSETTE, R., ANDRÉ-BALISAUX, G.: Utilisation des produits de
contraste hydrosolubles en neuroradiologie. Acta radiol. Diagn.
9, 49-53 (1969).
53. GONSETTE, R., ANDRÉ-BALISAUX, G.: Etude expérimentale et clinique
de quelques produits de contraste hydrosolubles en vue de leur
utilisation pour la radiculographie, la myélographie et la
ventriculographie. J. Radiol. Électrol. 51, 19-28 (197o).
54. GONSETTE, R.: An Experimental and Clinical Assessment of Water-
Soluble Contrast Medium in Neuroradiology. A new Medium Dimer-X.
Clin. Radiol. 22, 44-56 (1971).
55. GONZALEZ-CORNEJO, S.: Conray ventriculography in the diagnosis
of intraventricular and posterior fossa lesions. J. Neurosurg.
34, 4o5-4o7 (1971).
56. GRAINGER, R.G., LORBER, J.: Development of ventricular diverticula
following ventricular puncture in hydrocephalic infants. Acta
radiol. Diagn. 1, 569-576 (1963).
57. GRAINGER, R.G., GUMPERT, J., SHARPE, D.M., CARSON, J.: Water
soluble lumbar radiculography. A clinical trial of Dimer-X -
a new contrast medium. Clin. Radiol. 22, 57-62 (1971).
58. HALABURT, H., LESTER, J.: Leptomeningeal Changes Following Lumbar
Myelography with Watersoluble Contrast Media (Meglumine Iothalamate and Methiodal Sodium). Neuroradiology 5, 7o-76 (1973).
59. HANDA, J., HANDA, H.: Methylglucamine iothalamate 6o per cent for
cerebral ventriculography. Amer. J. Roentgenol. 1o7, 631-636
(1969).
6o. HEIMBURGER, R.F., CAMPBELL, R.L., KALSBECK, J.: Water soluble
positive contrast media for ventriculography. Philadelphia, Pa.:
H. Cushing Soc. Meet. 1963.
61. HEIMBURGER, R.F., CAMPBELL, R.L., KALSBECK, J.E., MEALEY, J., Jr.,
GOODELL, C.L.: Positive contrast cerebral ventriculography using
water soluble media. I. Animal studies. Confinia neurol. (Basel)
28, 97-116 (1966).
62. HEIMBURGER, R.F., KALSBECK, J.E., CAMPBELL, R.L., MEALEY, J., Jr.:
Positive contrast cerebral ventriculography using water soluble
media. Clinical evaluation of 1o2 procedures using methylglucamine iothalamate 6o%. J. Neurol. Neurosurg. Psychiat. 29, 281-
29o (1966).

63. HILAL, S.K., TOOKOIAN, H., WOOD, E.H.: Displacement of the aqueduct of sylvius by posterior fossa tumors. Acta radiol. Diagn. 9, 167-182 (1969).
64. HINKEL, C.L.: Entrance of pantopaque into venous system during myelography. Amer. J. Roentgenol. 54, 23o-233 (1945).
65. HORWITZ, N.H.: Positive contrast ventriculography. - A Critical Evaluation. J. Neurosurg. 13, 3oo-311 (1956).
66. HORRAX, G., WYATT, J.P.: Ectopic pinealomas in the chiasmal region. J. Neurosurg. 4, 3o9-326 (1947).
67. HOSHINO, N.: Positive contrast ventriculography. Hiroshima J. med. Sci. 1o, 29-38 (1961).
68. HOU, H., CORNELIS, G., GONSETTE, R., DEREYMAEKER, A.: L'iodoventriculographie. II. Le diagnostic radiologique. Acta neurol. belg. 58, 797-8o9 (1958).
69. HOWLAND, W.J., CURRY, J.L.: Pantopaque-Arachnoiditis. Acta radiol. (Stockh.) 5, 1o32-1o41 (1966).
7o. HUGHES, R.: Chronic changes in the central nervous system following thorotrast ventriculography. Proc. roy.Soc. Med. 46, 191-195 (1953).
71. ISAMAT, F., MIRANDA, A.M., BARTUMEUS, F.: Ventriculoseriographie cérébrale avec contraste positif hydrosoluble (Iothalamat de methylglucamine). Neuro-chirurgie 16, 577-585 (197o).
72. JACOBAEUS, H.C., NORD, F.: Air and lipiodol as contrast agents for roentgen diagnosis within the central nervous system. Acta radiol. (Stockh.) 3, 367-382 (1924).
73. JEFFERSON, A., OCCLESHAW, J.: The identification of pathological processes in the posterior cranial fossa by Myodil ventriculography. Acta neurochir. (Wien) 8, 468-494 (196o).
74. JENKINS, R.: Paraventricular porencephalic diverticulum with latent hemiparesis as a complication of ventriculography. J. Neurol. Neurosurg. Psychiat. 3o, 261-263 (1967).
75. JENNETT, B., JOHNSON, R., REID, R.: Positive contrast ventriculography of pineal region tumors. Acta radiol. Diagn. 1, 857-871 (1963).
76. JIMENEZ, A.P., LJONNET, J., SILVA, F.: A new diagnostic method by trans-oval cisternography. Acta radiol. (Stockh.) 5, 662-666 (1966).
77. KAUTZKY, R., ZÜLCH, K.J.: Neurologisch-neurochirurgische Röntgendiagnostik. Berlin-Göttingen-Heidelberg: Springer 1955.
78. KEATS, T.E.: Pantopaque pulmonary embolism. Radiolgy 67, 748-75o (1956).
79. KIM, Y.K., UMBACH, W., ZEYTOUNTCHIAN, Ch.: Gezielte Ventrikeldarstellung bei stereotaktischer Operation. Dtsch. med. Wschr. 95, 2211-2214 (197o).
8o. KITOV, D., PETKOV, S.: Ventriculographie roentgenpositive totale par Conray. Folia med. (Plovdiv) 1o, 322-331 (1968).
81. KNOETGEN, I., SCHWARZ, G., ARGYROPOULOS, G.: Der röntgenologische Nachweis intrakranieller Expansionen mit intraventrikulärem Jothalamat (Conray). Fortschr. Röntgenstr. 116, 751-755 (1972).
82. KUHLENDAHL, H.: Schäden durch Kontrastmittel bei der Myelographie. Die Wirbelsäule in Forschung und Praxis, Band 41: Kontrastuntersuchungen des Spinalkanals, Komplikationen und Schäden. Stuttgart: Hippokrates 1969.
83. KUNZE, St., SCHIEFER, W.: Ventrikulographie mit positiven Kontrastmitteln bei raumfordernden Prozessen der Mittellinie und im Bereich der hinteren Schädelgrube. Radiologe 9, 495-499 (1969).
84. KUNZE, St., SCHIEFER, W.: Kontrastmitteldiagnostik beim lumbalen Bandscheibenvorfall. Dtsch. med. Wschr. 97, 245-246 (1972).
85. KUNZE, St., KLINGER, M., SCHIEFER, W.: Central Ventriculography with Dimer-X. Acta neurochir. (Wien) 28, 41-63 (1973).

86. LANG, E.K., RUSSELL, J.R.: Pantopaque ventriculography: demonstration and assessment of lesions in the third ventricle and posterior fossa. J. Neurosurg. 32, 5-15 (197o).
87. LEHETA, F., STEINHOFF, H.: Positive Ventrikulographie mit wasserlöslichem Kontrastmittel. Fortschr. Med. 9o, 5o9-511 (1972).
88. LINDBLOM, A.F.: On the effect of lipjodol on the meninges. Acta radiol. (Stockh.) 5, 129-134 (1926).
89. LINDBLOM, A.F.: On the effects of various iodized oils on the meninges. Acta med. scand. 76, 395-4o2 (1931).
9o. LINDGREN, E.: Encephalographic examination of tumours in the posterior fossa. Acta radiol. (Stockh.) 34, 331-338 (195o).
91. LINDGREN, E., Di CHIRO, G.: The roentgenologic appearence of the aqueduct of sylvius. Acta radiol. (Stockh.) 39, 117-125 (1953).
92. LINDGREN, E.: Röntgenologie einschließlich Kontrastmethoden. Handbuch der Neurochirurgie, Bd. II (Hrsg. H. OLIVECRONA, W. TÖNNIS). Berlin-Göttingen-Heidelberg: Springer 1954.
93. LYSHOLM, E., EBENIUS, B., LINDBLOM, K., SAHLSTEDT, H.: Das Ventrikulogramm. III. Teil: Dritter und vierter Ventrikel. Acta radiol. (Stockh.) Suppl. 26, 1935.
94. MARCOVICH, A.W., WALKER, A.E., JESSICO, C.M.: The immediate and late effects of the intrathecal injection of iodiced oil. J. Amer. med. Ass. 116, 2247-2254 (1941).
95. MARINI, G., TAVERAS, J.M.: Influence of ventricular size on mortality and morbidity following ventriculography. Acta radiol. Diagn. 1, 6o2-6o8 (1963).
96. MARKAND, O.N., GULATI, D.R., SODHI, J.S.: Myodil ventriculography in the diagnosis of posterior fossa space occupying lesions. Indian. J. Radiol. 21, 91-98 (1967).
97. MASON, M.S., RAAF, J.: Complications of Pantopaque myelography: Case report and review. J. Neurosurg. 19, 3o2-311 (1962).
98. MAYHER, W.E., DANIEL, E.F., ALLEN, M.B.: Acute meningeal reaction following Pantopaque myelography. J. Neurosurg. 34, 396-4o4 (1971).
1oo. MEACHAM, W.F., TOLCHIN, S.: The ependymal response to long-term intraventricular pantopaque. J. Neurol. Neurosurg. Psychiat. 26, 559-56o (1963).
1o1. NADJMI, M., SCHALTENBRAND, G.: Gezielte Darstellung des dritten Ventrikels mit Kontrastmitteln. Fortschr. Röntgenstr. 96, 2o4-2o6 (1962).
1o2. NADJMI, M., SCHALTENBRAND, G.: Gezielte Darstellung des dritten Ventrikels mit Pantopaque. Acta radiol. Diagn. 1, 881-885 (1963).
1o3. NADJMI, M.: Form und Lagevariationen des Aquäduktes und der kaudalen Anteile des 3. Ventrikels im positiven Ventrikulogramm. Radiologe 8, 375-377 (1968).
1o4. NONNE, M.: Kritische Bemerkungen zur Jodipin-Diagnostik bei Rückenmarkserkrankungen. Zbl. ges. Neurol. Psychiat. 47, 81o-813 (1927).
1o5. NORI, A.: The Value of Different Methods of Ventriculography in Tumours of the Cerebellum, Pons and Fourth Ventricle. Acta neurochir. (Wien) 11, 2o1-228 (1964).
1o6. OBRADOR, S., LAMAS, E.: Iodoventriculographie dans les tumeurs du troisième ventricule. Neuro-chirurgie 12, 621-631 (1966).
1o7. OBRADOR, S., LAMAS, E., DIERSSEN, G., GARCÍA BLAZQUEZ, M., GÓMEZ BUENO, J.: Exploraciones radiologicas del sistema ventricular y canal raquides con medios de contraste positivo para el diagnostico neuroquirurgico. Instituto nacional de prevision, Madrid 1967.
1o8. PAINE, K.W.E., McKISSOCK, W.: Aqueduct stenosis. Clinical aspects and results of treatment by ventriculocisternostomy (Torkildsen's operation). J. Neurosurg. 12, 127-145 (1955).

1o9. PARDAL, M. de, PARDAL, E.: Mise au point de l'iodoventriculo-
     graphie. Acta radiol. (Stockh.) 5o, 34-38 (1958).
11o. PEACHER, W.G., ROBERTSON, R.C.L.: Pantopaque Myelography: Results,
     Comparison of Contrast Media, and Spinal Fluid Reaction. J.
     Neurosurg. 2, 22o-23o (1945).
111. PFARR, B.: Komplikationen bei neurochirurgischen Operationen.
     Inaug. Diss. Köln 1967.
112. PICAZA, J.A., HUNTER, S.E., CANNON, B.W.: Axial ventriculography.
     J. Neurosurg. 33, 297-3o3 (197o).
113. PIEPGRAS, U., FISCHER, D., DEININGER, K., KAMMERER, V.: Die
     positive Zisternographie in der Diagnostik der Kleinhirnbrücken-
     winkeltumoren. Radiologe 11, 29-33 (1971).
114. PIETTE, Y.: Le lipiodol intraventriculaire dans le diagnostic
     des tumeurs cérébrales. Zbl. Neurochir. 4, 15-4o (1939).
115. PORTERA, A.: Pan-ventriculografia: nuevo método con pantopaque
     emulsinado. Acta ibér. radiol.-cancer. 19, 221-229 (1964).
116. PORTERA, A., BRAVO, G., PARERA, C.: Emulsified Pantopaque Ven-
     triculography. J. Neurosurg. 21, 422-423 (1964).
117. PORTERA, A.: Pan-Ventriculography. A new technique utilizing
     emulsified Pantopaque. Acta radiol. (Stockh.) 5, 693-7o4
     (1966).
118. POTTHOFF, P.C.: Hirnstamm-Tomographie. Fortschr. Med. 88,
     1166-1169 (197o).
119. PRADAT, P., ABOULKER, J., DAVID, M.: L'iodoventriculographie.
     Neuro-chirurgie 13, 157-175 (1967).
12o. PRAESTHOLM, J., OLGAARD, K.: Comparative Histological investi-
     gation of the sequelae of experimental myelography using sodium
     methiodal and meglumine iothalamate. Neuroradiology 4, 14-19
     (1972).
121. PRIBRAM, H.F.W.: Encephalography in diagnosis of posterior-
     fossa tumours. J. Neurosurg. 19, 269-276 (1962).
122. RADOVICI, A., MELLER, O.: Encéphalomyélographie liquidienne.
     Presse méd. 4o, 1933-1938 (1932).
123. RAIMONDI, A.J., SAMUELSON, G.H., YARZAGARAY, L.: Positive con-
     trast (Conray 6o) serial ventriculography in the normal and
     hydrocephalic infant. Ann. Radiol. 12, 377-392 (1969).
124. RALSTON, B.L., GROSS, S.W., NEWMAN, C.W.: Pantopaque ventriculo-
     graphy in the localization of surgical lesions of the posterior
     fossa. Amer. J. Roentgenol. 81, 972-983 (1959).
125. RAMSEY, G.H., FRENCH, J.D., STRAIN, W.H.: Iodinated organic
     compounds as contrast media for radiographic diagnosis. Panto-
     paque-myelography. Radiology 43, 236-24o (1944).
126. REINOSO-SUAREZ, F.: Topographischer Hirnatlas der Katze für
     experimentalphysiologische Untersuchungen. Darmstadt: E. Merck
     AG 1961.
127. RIGGS, H.W.: The dangers and the mortality of ventriculography.
     Bull. neurol. Inst. N.Y. 3, 21o-231 (1933).
128. RUGGIERO, G.: Pneumographie. Rev. neurol. 9o, 5o3-555 (1954).
129. RUSSEL, D.S.: Observations on the pathology of hydrocephalus.
     Spec. Rep. Ser. med. Res. Coun. (Lond.) No. 265 (1949).
13o. SÄCKER, G.: Die Kontrastmittel der Myelographie. Nervenarzt 18,
     216-22o (1947).
131. SEDZIMIR, G.B., IWAN, S.R.: Simplified contrast ventriculography.
     J. Neurosurg. 19, 657-66o (1962).
132. SICARD, J.A., FORESTIER, J.: Exploration radiologique par l'huile
     iodée. Presse méd. 31, 493-496 (1923).
133. SICARD, J.A., FORESTIER, J.: Diagnostic et thérapeutique par le
     Lipiodol. Clinique et radiologie. Paris: Masson and Cie 1928.
134. SIQUEIRA, E.B., BUCY, P.C., CANNON, A.H.: Positive contrast
     ventriculography,cisternography and myelography. Amer. J.
     Roentgenol. 1o4, 132-138 (1968).

135. SIQUEIRA, E.B., ARUMUGASAMY, N.: Positive Contrast Ventriculo-
     graphy - a Comparison between Conray (Methylglucamine Iothalamate
     6o%) and Pantopaque (Di-iodophenyl Undecylate). Neurochirurgia
     5, 173-177 (1972).
136. SOYKA, D.: Neues auf dem Gebiete der Pneumencephalographie
     (1955-1967). Fortschr. Neurol. Psychiat. 37, 1-51 (1969).
137. SUTTON, D.: Radiological assessment of normal aqueduct and
     4th ventricle. Brit. J. Radiol. 23, 2o8-218 (195o).
138. SUTTON, D.: Radiologic aspects of pontine gliomata. Acta radiol.
     (Stockh.) 4o, 234-248 (1953).
139. SCHECHTER, M.M., ZINGESSER, L.H.: The radiology of aqueductal
     stenosis. Radiology 88, 9o5-916 (1967).
14o. SCHMIEDEL, E.: Die lumbosacrale Myelographie mit einem neu ent-
     wickelten Kontrastmittel. Radiologe 1o, 478-481 (197o).
141. SCHOBER, R.: Röntgenkontrastmittel und Liquorraum. Berlin-
     Göttingen-Heidelberg: Springer 1964.
142. SCHOBER, R.: Morphologische Veränderungen am Gehirn nach intra-
     thekaler Anwendung von Röntgenkontrastmitteln (Jodester).
     Fortschr. Röntgenstr. 1o1, 55-6o (1964).
143. SCHÖNBAUER, F., SCHÖNBAUER, L.: Lipiodol und Liquor. Dtsch. Z.
     Chir. 211, 41o-414 (1928).
144. SCHOENFELD, H.H., FREEMAN, W.: Ventriculography and encephalo-
     graphy by means of thorium dioxide solution. Med. Ann. D.C.
     2, 279-282 (1933).
145. STEINBACH, H.L., HILL, W.B.: Pantopaque pulmonary embolism during
     myelography. Radiology 56, 735-738 (1951).
146. STEINHAUSEN, T.B., DUNGAN, C.E., FURST, J.B., PLATI, I.T., SMITH,
     S.W., DARLING, A.P., WOLCOTT, E.C., Jr.: Iodinated organic
     compounds as contrast media for radiographic diagnosis. III. Ex-
     perimental and clinical myelography with ethyliodophenylundecyla-
     te (pantopaque). Radiology 43, 23o-235 (1944).
147. STRAIN, W.H., FRENCH, J.D., JONES, G.E.: Iodinated organic com-
     pounds as contrast media for radiographic diagnosis: escape of
     Pantopaque from subarachnoid space in dogs. Radiology 47,
     47-5o (1946).
148. STRENGE, W.v.: Bemerkenswerte Komplikationen bei der Ventrikulo-
     graphie. Arch. Psychiat. Nervenkr. 181, 236-253 (1948).
149. STUCK, R.M., REEVES, D.L.: Dangerous effects of thorotrast used
     intracranially. Arch. Neurol. Psychiat. (Chic.) 4o, 86-115
     (1938).
15o. TAREN, J.A.: Unusual complication following pantopaque myelo-
     graphy. J. Neurosurg. 17, 323-326 (196o).
151. TODD, E.M., GARDENER, W.J.: Pantopaque intravasation (emboli-
     zation) during myelography. J. Neurosurg. 14, 23o-234 (1957).
152. TORKILDSEN, A.: Spontaneous rupture of the cerebral ventricles.
     J. Neurosurg. 5, 327-339 (1948).
153. TWINING, E.W., ROWBOTHAM, G.F.: Ventriculography by opaque
     injection. Lancet 1935 II, 122-125.
154. TWINING, E.W.: Radiology of the third and fourth ventricles.
     Brit. J. Radiol. 12, 385-418, 569-598 (1939).
155. VAILATI, G., MULLAN, S., DOBBEN, G.: Ventriculografia cerebrale
     e mielografia mediante un nuovo mezzo di contrasto idrosolubile
     e riassorbibile. Minerva neurochir. 9, 186-189 (1965).
156. VINAS, F.J.: Iodoventriculography by direct catheterization of
     third ventricle in posterior fossa lesions of childhood. J.
     Neurosurg. 21, 492-496 (1964).
157. WEICKMANN, F.: Der infratentorielle Raum und die Symptomatolo-
     gie seiner Raumbeengung. Beitr. Neurochir. Heft 8, 66-77 (1964).
158. WEISS, S.R., RASKIND, R.: Conray ventriculography in the diagnosis
     of brain tumours and congenital malformation in children. J.
     Neurosurg. 34, 4o8-411 (1971).

159. WELLAUER, J.: Die Myelographie mit positiven Kontrastmitteln. Stuttgart: Thieme 1961.
16o. WENDE, S., SCHLIACK, H.: Zur Frage von Pantopaque-Spätschäden. Nervenarzt 32, 415-416 (1961).
161. WENDE, S., CIBA, K.: Die pneumographische Darstellung des Mittelhirns und seiner Nachbarschaft. Radiologe 8, 347-354 (1968).
162. WENDE, S., LÜDECKE, B.: Technique and value of gas and pantopaque cisternography in the diagnosis of cerebellopontine angle tumours. Neuroradiology 2, 24-29 (1971).
163. WESTHUES, M., FRITSCH, R.: Die Narkose der Tiere. Bd. II: Allgemeinnarkose. Berlin-Hamburg: Parey 1961.
164. WILKINSON, H.A.: Selective third ventricular catheterization for pantopaque ventriculography. Amer. J. Roentgenol. 1o5, 348-351 (1969).
165. WILSON, M., SNODGRASS, S.R.: Positive contrast ventriculography. Radiology 72, 81o-815 (1959).
166. WORTZMANN, G.: Posterior fossa myelography using positive contrast medium. J. Canad. Ass. Radiol. 17, 188-197 (1966).
167. WRIGHT, R.L.: Removal of residual intracranial pantopaque by pneumencephalography. J. Neurosurg. 18, 831-833 (1961).
168. WYATT, G.M., SPURLING, R.G.: Pantopaque: Notes on Absorption following Myelography. Surgery 16, 561-566 (1944).
169. ZÜLCH, K.J., NACHTWEY, W.: Pathologie und Klinik des Auqädukt-verschlusses. Zbl. Neurochir. 18, 8o-1o6 (1958).
17o. ZÜLCH, K.J.: Die Pathologie und Biologie der Tumoren des dritten Ventrikels. Acta neurochir. (Wien) 9, 277-296 (1961).

# Sachverzeichnis


Abrodil, epileptogene Wirkung  10

Acusticusneurinome  48f.

Aditaler Knick des Aquäduktes  39

Äthylmonojodstearat (Duroliopaque)  7, 36

Aquaeductus Sylvii  31f.

Aquäduktknick  39

Aquäduktmittelknick  39

Aquäduktstenose durch Tumor  50f.

-, entzündliche  50f.

-, kongenitale  49f.

Aquäduktverschluß, membranöser  49f.

Arachnitis in der hinteren Schädelgrube  44


Blutdruckabfall als Nebenwirkung  59

Brechreiz als Nebenwirkung  59


Cerebrale Krampfanfälle als Nebenwirkung  60f.

Cisterna magna  31

Cisternographie  23

Clivustumor  46

Conray, epileptogene Wirkung  10

Craniopharyngeome  55f.


Diagnostische Sicherheit der Ventrikulographie  36, 58f.

Dimer-X, tierexperimentelle Untersuchungen  12f.

Dritter Ventrikel  30, 54, 55

- -, Anhebung des hinteren Teiles des  39

Durchleuchtungskontrolle bei der zentralen Ventrikulographie  27f.

Duroliopaque  7, 36


Ektopische Pinealome  53

Ependymom des 4. Ventrikels  41f.

Ependymschäden nach Lipiodolventrikulographie  3, 6f.

Epidermoide des Kleinhirnbrückenwinkels 48
Epileptogene Wirkung wasserlöslicher Kontrastmittel 10f.
Epiphyse 31
Erbrechen als Nebenwirkung 59f.
Ethyliodophenylundecylat zur Ventrikeldarstellung 3, 7, 36

Foramen Magendii 31
- Monroi 4, 27, 30
Fraktionierte Pneumencephalographie 2, 25
Frontales Bohrloch zur zentralen Ventrikulographie 27
Frühreaktionen auf Jodesterverbindungen 7f.
Funktionsstörung eines atrio-ventrikulären Shunts 59

Gefahren der Luftventrikulographie 1f.

Hintere Kommissur 31
Histologische Befunde nach Dimer-X-Ventrikulographie bei der
    Katze 17f.
- Veränderungen nach Jodesterverwendung 9
Hydrocephalus internus bei infratentoriellen Tumoren 35
Hypophysenadenome 55f.

Indikation zur Ventrikulographie mit wasserlöslichen Kontrast-
    mitteln 23f.
Infektionen nach Ventrikulographie 1
Intraventrikuläre Tumoren 41f.

Jodesterverbindungen, Nebenwirkungen 7, 8
-, tierexperimentelle Untersuchungen 8f.
-, Überempfindlichkeitsreaktionen 8
-, Ventrikeldarstellung mit 3
Jodipin 6

Kaliberunregelmäßigkeiten des Aquäduktes 51
Katheterisierung des Aquäduktes bei der Katze 13f.
- - 3. Ventrikels, selektive 4
Kindlicher Hydrocephalus, Conray-Ventrikulographie 24
Kleinhirnbrückenwinkeltumor 48f.
Kleinhirnhemisphärentumoren 39f.
Kleinhirnwurmtumoren 37f.
Klinische Ergebnisse der Ventrikulographie mit Dimer-X 58f.

Kontrastmittelemulsion   4
Kontrastmittel zur Ventrikulographie   1, 3f., 10f.
Krampfanfälle, cerebrale, als Nebenwirkung   60

Lamina terminalis   30
Lateraler Kleinhirnprozess   39f.
Letalität bei Luftventrikulographie   1f.
Leucocyteninfiltrate der Meningen, tierexperimentell, Dimer-X   19f.
Lipiodol, Ventrikeldarstellung mit   3, 6
Lipiodolnebenwirkungen   6
Liquordruckschwankungen   1
Lymphocyteninfiltrate der Meningen, tierexperimentell, Dimer-X   19f.
Lysholmsche Linie   33, 45

Massa intermedia   31
Massenverschiebungen durch infratentorielle Tumoren   1, 35
Mediale Kleinhirntumoren   37f.
Membranöser Verschluß des 4. Ventrikels   42f.
Meningeome des Kleinhirnbrückenwinkels   48
- - Tuberculum sellae   55
Meningitis, Zustand nach   44
Methylglucaminiocarmat (Dimer-X)   5, 10, 12f.
Methylglucaminiothalamat (Conray)   5, 10f.
Mittelhirnhaube   31
Mittelhirntumoren   53f.

Natriumjodomethansulfonat (Abrodil)   9f.
Nebenwirkungen positiver Kontrastmittel   58f.

Obliteration des Recessus suprapinealis   53

Pantopaque   3, 7, 36
Panventrikulographie   4
Papillome des 4. Ventrikels   41
"Pelotteneffekt" bei Pinealistumoren   53f.
"Pferdeschweif-Form" des Aquäduktes und 4. Ventrikels   48
Pinealome   52f.
Pneumencephalographie   1, 25
Ponstumoren   45f.
Präpontine Geschwülste   45

Rautengrube 31
Recessus infundibuli 30, 53
- opticus 30
- pinealis 31
- suprapinealis 31, 52, 54
Resorbierbare Kontrastmittel 5, 10f., 23f.
Resorptionsgeschwindigkeit wasserlöslicher Kontrastmittel 10f.
Rotation des Bodens des 4. Ventrikels 48

Spätreaktionen auf Jodesterverbindungen 8
Spongioblastome der Vierhügelregion 53
- des Hypothalamus 55
Stereotaktische Eingriffe, positive Kontrastmittel bei 4f.
- Punktion des 3. Ventrikels bei der Katze 13
Stichlochdrainage des Liquors 2
Supraselläre Tumoren 55f.

Technik der zentralen Ventrikulographie 26f.
Tela chorioidea ventriculi quarti 31
- - ventriculi tertii 31
Temperatursteigerung als Nebenwirkung positiver Kontrastmittel 59f.
Tentorium 35
Thalamustumoren 53f.
Thorotrast, Ventrikeldarstellung mit 3
Tierexperimentelle Untersuchung über die Wirkung intraventrikulärer
    Injektion von Dimer-X 12f.
Torsion des Bodens des 4. Ventrikels 41, 48f.
Transtentorielle Herniation ·39
Tumoren der Pinealisgegend 52f.
- des 4. Ventrikels 41f.
- im hinteren Teil des 3. Ventrikels 52f.
Twiningsche Linie 33, 45

Übelkeit als Nebenwirkung 59f.
Überempfindlichkeitsreaktionen auf Kontrastmittel 8
Untersuchung in Bauchlage 31, 56

Velum medullare anterior 31
Ventrikelruptur 51f.
Ventrikelsystem der Katze, Darstellung mit Dimer-X 14f.
Ventrikulographie mit Luft 1

Verdünnung des Kontrastmittels zur Ventrikulographie  29
Verschluß des 4. Ventrikels  42f.
Verseifung öliger Kontrastmittel  6
Vertebralisangiographie  2
Verzweigung des Aquäduktes  49f.
Vierter Ventrikel  31f.
Vordere Kommissur  30

Zentrale Ventrikulographie  4, 26
Zwischenfälle nach Luftventrikulographie  1f.
Zwischenhirntumoren  55f.

# Schriftenreihe Neurologie – Neurology Series

Herausgeber: H. J. BAUER, H. GÄNSHIRT, P. VOGEL.

Die Bezieher des „Archiv für Psychiatrie und Nervenkrankheiten", des „Journal of Neurology / Zeitschrift für Neurologie" und des „Zentralblatt für die gesamte Neurologie und Psychiatrie" erhalten die Schriftenreihe zu einem um 10⁰/₀ ermäßigten Vorzugspreis. Preisänderungen vorbehalten.


1. KAHLE, W.: Die Entwicklung der menschlichen Großhirnhemisphäre.
   55 Abb. VII, 116 Seiten. 1969. DM 58,—; US $ 23.70

2. PRILL, A.: Die neurologische Symptomatologie der akuten und chronischen Niereninsuffizienz.
   Befunde zur pathogenetischen Wertigkeit von Stoffwechsel-, Elektrolyt- und Wasserhaushaltsstörungen sowie zur Pathologie der Blut/Hirn-Schrankenfunktion.
   49 Abb. VIII, 177 Seiten. 1969. DM 64,—; US $ 26.20

3. KUNZE, K.: Das Sauerstoffdruckfeld im normalen und pathologisch veränderten Muskel.
   Untersuchungen mit einer neuen Methode zur quantitativen Erfassung der Hypoxie in situ.
   67 Abb. VIII, 118 Seiten. 1969. DM 58,—; US $ 23.70

4. PILZ, H.: Die Lipide des normalen und pathologischen Liquor cerebrospinalis.
   4 Abb., 23 Tabellen. VIII, 123 Seiten. 1970. DM 48,—; US $ 19.60

5. RABE, F.: Die Kombination hysterischer und epileptischer Anfälle.
   Das Problem der „Hysteroepilepsie" in neuer Sicht.
   VII, 112 Seiten. 1970. Geb. DM 38,—; US $ 15.50

6. ULRICH, J.: Die cerebralen Entmarkungskrankheiten im Kindesalter.
   Diffuse Hirnsklerosen.
   35 Abb. 1 Farbtafel. XV, 202 Seiten. 1971. Geb. DM 74,—; US $ 30.20

7. PUFF, K.-H.: Die klinische Elektromyographie in der Differentialdiagnose von Neuro- und Myopathien. Eine Bilanz.
   12 Abb. VIII, 84 Seiten. 1971. Geb. DM 48,—; US $ 19.60

8. PISCOL, K.: Die Blutversorgung des Rückenmarkes und ihre klinische Relevanz.
   37 Abb., 3 Tabellen. VI, 91 Seiten. 1972. Geb. DM 48,—; US $ 19.60

9. WIESENDANGER, M.: Pathophysiology of Muscle Tone.
   4 figures. V, 46 pages. 1972. Cloth DM 28,—; US $ 11.50

10. SPIESS, H.: Schädigungen am peripheren Nervensystem durch ionisierende Strahlen.
    35 Abb. VIII, 71 Seiten. 1972. Geb. DM 38,—; US $ 15.50

11. NEUNDÖRFER, B.: Differentialtypologie der Polyneuritiden und Polyneuropathien.
    18 Abb. X, 205 Seiten. 1973. Geb. DM 98,—; US $ 40.00

12. LANGE-COSACK, H., TEPFER, G.: Das Hirntrauma im Kindes- und Jugendalter.
    Klinische und hirnelektrische Längsschnittuntersuchungen an 240 Kindern und Jugendlichen mit frischen Schädelhirntraumen.
    45 Abb. in 83 Teilfiguren. XIII, 212 Seiten. 1973. Geb. DM 98,—; US $ 40.00

# Monographien aus dem Gesamtgebiete der Psychiatrie — Psychiatry Series

Herausgeber: H. Hippius, W. Janzarik, M. Müller.

Die Bezieher des „Archiv für Psychiatrie und Nervenkrankheiten", des „Journal of Neurology / Zeitschrift für Neurologie" und des „Zentralblatt für die gesamte Neurologie und Psychiatrie" erhalten die Monographien zu einem um 10% ermäßigten Vorzugspreis. Preisänderungen vorbehalten.


1. Hartmann, K.: Theoretische und empirische Beiträge zur Verwahrlosungsforschung.
12 Abb., 33 Tabellen. X, 149 Seiten. 1970. Geb. DM 38,—; US $ 15.50

2. Matussek, P.: Die Konzentrationslagerhaft und ihre Folgen.
Mit R. Grigat, H. Haiböck, G. Halbach, R. Kemmler, D. Mantell, A. Triebel, M. Vardy, G. Wedel.
19 Abb., 73 Tabellen. X, 272 Seiten. 1971. Geb. DM 38,—; US $ 15.50

3. Adams, A. E.: Informationstheorie und Psychopathologie des Gedächtnisses.
Methodische Beiträge zur experimentellen und klinischen Beurteilung mnestischer Leistungen.
12 Abb. IX, 124 Seiten. 1971. Geb. DM 48,—; US $ 19.60

4. Nissen, G.: Depressive Syndrome im Kindes- und Jugendalter.
Beitrag zur Symptomatologie, Genese und Prognose.
11 Abb., 51 Tabellen. IX, 174 Seiten. 1971. Geb. DM 58,—; US $ 23.70

5. Moser, A.: Die langfristige Entwicklung Oligophrener.
4 Abb., 30 Tabellen. X, 102 Seiten. 1971. Geb. DM 48,—; US $ 19.60

6. Feldmann, H.: Hypochondrie.
Leibbezogenheit — Risikoverhalten — Entwicklungsdynamik.
36 Abb., 5 Tabellen. VI, 118 Seiten. 1972. Geb. DM 48,—; US $ 19.60

7. Meyer-Osterkamp, S., Cohen, R.: Zur Größenkonstanz bei Schizophrenen.
Eine experimentalpsychologische Untersuchung.
5 Abb. VII, 91 Seiten. 1973. Geb. DM 48,—; US $ 19.60

8. Diebold, K.: Die erblichen myoklonisch-epileptisch-dementiellen Kernsyndrome.
Progressive Myoklonusepilepsien — Dyssynergia cerebellaris myoclonica — myoklonische Varianten der drei nachinfantilen Formen der amaurotischen Idiotie.
31 Abb. IX, 254 Seiten. 1973. Geb. DM 98,—; US $ 40.00

9. Eggers, C.: Verlaufsweisen kindlicher und präpuberaler Schizophrenien.
3 Abb. IX, 250 Seiten. 1973. Geb. DM 79,—; US $ 32.30

10. Schrenk, M.: Über den Umgang mit Geisteskranken.
Die Entwicklung der psychiatrischen Therapie vom „moralischen Regime" in England und Frankreich zu den „psychischen Curmethoden" in Deutschland.
20 Abb. IX, 194 Seiten. 1973. Geb. DM 98,—; US $ 40.00

11. Schepank, Heinz: Erb- und Umweltfaktoren bei Neurosen. Tiefenpsychologische Untersuchungen an 50 Zwillingspaaren.
Unter Mitarbeit von P. E. Becker et al.
1 Abb., 82 Tabellen. VIII, 227 Seiten. 1974. Geb. DM 89,—; US $ 36.40